知る・診る・対応する

酸 蝕 症
Erosive Tooth Wear

問診・視診による診断ポイントから予防指導・修復治療まで

北迫 勇一
外務省大臣官房歯科診療所
東京医科歯科大学大学院
う蝕制御学分野

共同執筆
岩切 勝彦
日本医科大学大学院
消化器内科学分野

クインテッセンス出版株式会社　2017
QUINTESSENCE PUBLISHING

Berlin, Barcelona, Chicago, Istanbul, London, Milan, Moscow, New Delhi, Paris, Prague, São Paulo,
Seoul, Singapore, Tokyo, Warsaw

はじめに　酸蝕症との出会い

　筆者が，最初に「酸蝕症」に出会ったのは，20年以上前の歯学部学生講義の一コマでした．当時，「酸蝕症」は，強酸を扱う職場で発症しうる特殊な歯の疾患として教育され，学生臨床教育で遭遇することはありませんでした．しかしながら，現在では，その要因が，職業性だけでなく，持続性の胃食道逆流性疾患や，酸性飲食物の過剰摂取など多岐に渡ることが理解され，日常的に起こりうる歯の疾患だとの認識へと変化しています．

　同じく20年以上前，すでに欧米では酸蝕症を含むtooth wear（咬耗，摩耗，酸蝕症，アブフラクションの総称）が問題視され，う蝕・歯周病に続く第三の歯の疾患として認識されていました．つまり，国外で問題視されていた新たな歯の疾患が，20年以上の時を経て，国内でも取り上げられるようになりました．

　一般に病気には，生活習慣病や職業病など，各時代の社会的背景が関与し，現代病と称されるものが存在します．糖尿病，高血圧，脳血管疾患，心疾患などを代表とする生活習慣病の場合には食生活習慣の変化が，職業病の場合には特異的な身体的・精神的負担が問題視されています．

　とくに国内の食文化は，各種食品産業の発展と販売ルートの拡大にともない，より大きく変化しました．具体的には，季節ものといわれたフルーツが1年中手に入るようになり，コンビニエンスストアなどの24時間営業化にともない，より多くの酸性飲料がいつでも好きなだけ入手可能になりました．また，ペットボトルの普及にともない，外出時にも好きなタイミングで好みの飲料を飲めるようになりました．酸蝕症にあてはめますと，ストレス社会，食文化の欧米化，地球温暖化にともなう熱中症対策などの影響が挙げられます．どれも，近年の日本文化において，性別・世代を超え全世代が関与する疾患要因であり，日々の健康を脅かす存在です．また，酸性飲食物を口にする機会が増えており，口に入るものが変われば，当然口腔内の状況の変化にも目を向けなければなりません．

　多くの人々の生活意識のなかでは，健康な歯は当たり前に存在するものであり，痛みや破折など顕著な変化がともなわない限り，あまりその存在意義は認識されていません．しかしながら，歯は毎日の生活で欠かせない存在であり，車のタイヤと同じく，繰り返される生活習慣のなかでそのすり減りは避けられません．また，毎日の生活に欠かせない食事において，最初に食品に触れる臓器は歯であり，摂取飲食物の傾向や摂取方法次第では，少なからず歯の健康に影響が及ぶことが推測されます．高血圧，糖尿病，メタボリック・シンドロームなど，日々の食生活習慣と全身的な健康状態に注目が集まるなか，食品が歯に及ぼす影響についても考える時代を迎えているのです．

　時を同じく20年以上前，東京医科歯科大学に勤務していた筆者は，う蝕の診断・修復・予防に関する研究に従事していました．当時は，コンポジットレジン修復に関する研究ならびに製品開発が盛んに行われ，MI（Minimal Intervention）の展開とも重なり，より低侵襲な歯科治療が国内外で導入されました．その結果，高齢者においても多くの歯が残る時代を迎え，tooth wearが注目されるようになりました．

　一方，う蝕の診断および予防に関する研究分野では，その課題の1つとして客観的なう蝕リスク診断の開発が挙げられていました．筆者は，客観性の指標として「pH値」に着目し，大手メーカーの堀場製作所（京都）を訪ね，新たな診断法開発に関する共同研究の依頼を行いました．その結果，野村聡氏を中心とした開発グループから研究趣旨にご賛同をいただき，2000年，小型デジタルpHメーターを用いた唾液検査キット「チェックバフ」の開発・販売へとつながりました．また，数値で結果の得られる同キットのチェアサイドでの有効活用を目指し，唾液以外の測定サンプルを探した結果，当時国内であまり知られていなかった酸蝕症に着目して，市販飲料のpH値測定を行い，国内市販飲料の酸性度について報告するとともに，酸蝕症の注意喚起を開始しました．その後，国内外

で酸蝕に関する研究が進み，酸蝕症の病態や罹患状況が明らかになるほか，咬耗・摩耗など他のtooth wear疾患と混在することでそれら疾患の進行が促進されること(erosive tooth wear)も報告されるようになりました．健康な歯が溶けるだけでも怖い話ですが，ホントに怖いのは，酸蝕で溶けることにより，歯のすり減りがさらに進むことです．

酸蝕症は，歯科専門分野を横断する歯の疾患であり，小児，高齢者，保存，補綴，歯科矯正など，どの専門分野にも関与します．一方，酸蝕症の内因性因子である，胃食道逆流疾患(GERD：Gastro-Esophageal Reflux Disease)に着目すると，GERDガイドラインに食道外疾患としての酸蝕症が明記されています．もともと，口腔と胃食道はつながっており，体内外から及ぶ酸曝露により歯が溶けたものを歯科では酸蝕症として，食道に炎症が生じたものを医科ではGERDとして各々臨床対応しています．また，同じ唾液が両組織を保護する重要な役目を担い，患者に対する食生活習慣への指導内容は近似しています．医歯連携の必要性が叫ばれる昨今，歯科医療関係者はこのテーマから逃れることはできず，真摯に向き合う必要があります．

本書では，国内GERD治療の第一人者であられる日本医科大学大学院消化器内科学分野教授 岩切勝彦先生にご協力いただき，医歯学連携書籍として，内因性酸蝕症についても解説しております．現代歯科医療に従事する読者の皆様は，これらの点をふまえ，酸蝕症を正しく理解し，臨床において見逃すことなくその状況を見極めて，医学領域，そして患者さんとの共同作業のもと対応していくことが重要です．

前述のとおり，酸蝕症の要因は，患者から言い出しづらい情報ばかりです．このため，患者から診断に必要な情報を得るには，酸蝕症を「知る」こと，そして，情報収集のための手段を「知る」ことが大切です．また，酸蝕症の存在に気づくには，初期段階でも見逃さずに「診る」ことのできるスルドイ視診が必要です．さらに，その存在を認識した場合には，重症化させないよう「対応する」スキルが重要です．本書タイトルの「知る・診る・対応する」には，そのような意図を込めました．

本書が，読者の皆様の酸蝕症に対する理解の一助となれば幸いです．本書製作にあたり，臨床写真をご提供いただきました田上順次先生(東京医科歯科大学大学院う蝕制御学分野)，島田康史先生(岡山大学大学院歯科保存修復学分野)，高垣智博先生(東京医科歯科大学大学院う蝕制御学分野)，宮新美智世先生，三輪全三先生，柿野聡子先生，中根綾子先生(東京医科歯科大学大学院小児歯科学分野)，楠　雅博先生(兵庫県・楠歯科医院)，西村耕三先生(神奈川県・西村歯科医院)，執筆にご協力をいただきました愛知徹也先生(東京都・愛知歯科医院)，桃井保子先生(鶴見大学歯学部保存修復学講座)，佐々木好幸先生(東京医科歯科大学研究・産学連携推進機構)，サダル アリレザ先生(ワシントン大学)，外務省大臣官房歯科診療所，臨床研究にご協力いただきました池田正臣先生(東京医科歯科大学大学院口腔機能再建工学分野)ならびに被験者の皆様に感謝いたします．最後に，本書発刊にあたりご尽力いただきましたクインテッセンス出版株式会社，編集をご担当いただきました中島郁さんに深く感謝いたします．

2017年8月

北　迫　勇　一

[フローチャート]
酸蝕症を知り, 診て, 対応するには？

❶ 知る ─┬─ 罹患率は26.1%
        └─ 咬耗・摩耗の進行を早める (erosive tooth wear)

❷ 診る ─┬─ 視診だけではわからない
        ├─ 問診が必須 → 付録シート3
        └─ 酸蝕要因の識別が重要 (内因性か／外因性か／混在型か)

❸ 対応する ─┬─ 内因性：医科 (消化器内科・心療内科) との連携が必須
            └─ 外因性：生活習慣指導が必須

酸蝕症がどの段階 (エナメル質・象牙質) かを
評価しスコア化する → 付録シート2

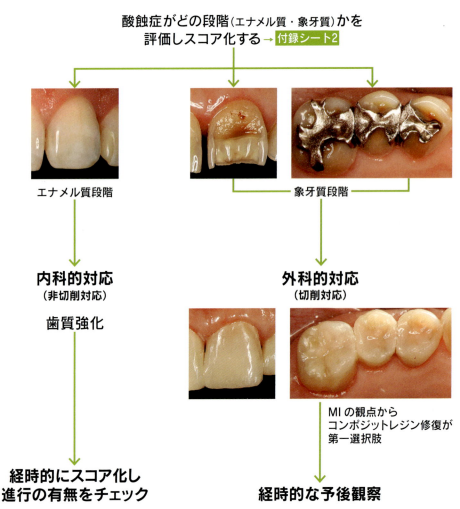

エナメル質段階　　　　　　象牙質段階

内科的対応　　　　　　　**外科的対応**
（非切削対応）　　　　　　　（切削対応）

歯質強化

MIの観点から
コンポジットレジン修復が
第一選択肢

**経時的にスコア化し
進行の有無をチェック**　　**経時的な予後観察**

CONTENTS

はじめに　酸蝕症との出会い ― 002
フローチャート ― 004
用語に関するお断り／その他のお断り事項 ― 008

PART 1　酸蝕症を知る　009

CHAPTER 1　酸蝕症とはなにか　011

1-1　酸蝕症の特徴とは ― 012
1-2　酸蝕＋αがダメージを加速する ― 015
　さらに知りたい！　ホントに怖い！加速する歯のすり減り　016

CHAPTER 2　う蝕と酸蝕症の違いと共通点　017

2-1　う蝕とは原因が異なる ― 017
2-2　脱灰のメカニズムとスピードは ― 018
2-3　う蝕と酸蝕症の混在型の診断と臨床対応 ― 019
　知見を深める　酸蝕症のエナメル質脱灰プロセスとは？　020

CHAPTER 3　酸蝕症の頻度は　023

3-1　議論が続く酸蝕症の口腔内評価法 ― 023
3-2　短時間で評価が完了　BEWE法 ― 024
3-3　筆者らが用いた口腔内評価法 ― 025
3-4　筆者らの疫学調査と酸蝕症の頻度 ― 027
　Column　なぜ「当院では酸蝕症をみかけない」との声が多いのか？　028

CHAPTER 4　酸蝕症の病因とは　共同執筆：岩切勝彦（日本医科大学大学院消化器内科学分野教授）　029

内因性因子とは ― 030
4-1　胃食道逆流症, GERD ― 030
4-2　食道外症状としての酸蝕症 ― 033
4-3　GERDへの対応・管理とは ― 034
4-4　医歯連携疾患としてのGERDと酸蝕症 ― 037
4-5　摂食障害と酸蝕症 ― 038

| さらに知りたい！ | ガム咀嚼による胃食道クリアランスの向上　036 |
| Column | 食道にも知覚過敏が存在する　039 |

外因性因子とは ─────────────────────── 040

- 4-6　職業性因子 ─────────────────────── 040
- 4-7　非職業性因子　酸性飲食物の過剰摂取 ──────────── 041
- 4-8　非職業性因子　薬剤による影響 ────────────── 045
- 4-9　その他の非職業性因子 ────────────────── 045

| 知見を深める | 酸蝕症の臨界pHについて　043 |
| Column | なぜ市場には酸性飲料が多いのか？　044 |

防御因子とは　唾液のチカラで歯を守る ──────────── 046

PART 2　酸蝕症を診る　049

CHAPTER 5　酸蝕症を診断するには　051

- 5-1　口腔内診査だけではわからない ──────────── 052
- 5-2　酸蝕症の初期（エナメル質）段階に注意 ─────────── 053
- 5-3　「当院ではあまり酸蝕症をみかけませんが？」 ──────── 054
- 5-4　問診票の項目をいかに設定するか ─────────── 054
- 5-5　酸蝕症に関連したその他の臨床評価 ──────────── 057

CHAPTER 6　酸蝕症の病態とは　059

- 6-1　内因性代表症例 ────────────────── 060
- 6-2　外因性代表症例 ────────────────── 061
- 6-3　内因性・外因性混合型代表症例 ─────────── 065
- 6-4　長期観察症例にみる経時的変化 ─────────── 066
- 6-5　各世代における外因性の上顎前歯部酸蝕症例 ────── 068
- 6-6　幼児・小児における酸蝕症 ──────────── 069

| さらに知りたい！ | 乳歯列患者の前歯部酸蝕症罹患と食生活習慣の関連性　070 |

PART 3　酸蝕症に対応する　071

CHAPTER 7　酸蝕症の臨床対応❶ 生活習慣の見直しと改善　073

- 7-1　外因性酸蝕は酸性飲食物の摂取方法にも注意 ────── 073

7-2	酸蝕症患者への歯みがき指導をどうするか	075
7-3	オーダーメイドな歯みがきの提案へ	079
7-4	酸蝕症例における口腔衛生指導 その注意点	081

CHAPTER 8　酸蝕症の臨床対応❷ 内科的対応で「攻めの予防」　085

8-1	重症化予防対策としての「攻めの予防」に何をどう使うか	086
8-2	酸蝕症におけるフッ化物の応用	087
8-3	酸蝕症におけるレジン系材料の応用	087
8-4	酸蝕症における知覚過敏抑制剤の応用	088
8-5	酸蝕症におけるカルシウム素材の応用	089
8-6	カルシウム素材とフッ化物の共存	092
8-7	Ca/F配合ガムの再石灰化効果を検証する	094
8-8	より高次元な検証では	096
8-9	Ca/F配合による高機能化の意義	098
8-10	Ca/F配合ガムを用いた再石灰化療法	099
8-11	カルシウム素材の歯科材料への展開	102
	知見を深める　CPP-ACPとPOs-Caの相違点　103	
	Column　食品から介入するう蝕予防への期待　104	

CHAPTER 9　酸蝕症の臨床対応❸ 外科的対応(切削介入)とレジン充填　105

9-1	接着歯学の発展とともに	105
9-2	臼歯部大型レジン修復のポイント	109
9-3	チェアタイムの配分をどうするか	114
9-4	酸蝕症の臼歯部レジン修復, その長期予後	114
9-5	コンポジットレジン修復と酸蝕症評価の推進	116

最善の対策を最適な時期に開始するために　118

巻末資料 121／参考文献 130／INDEX 133／著者略歴 136

付録シート1　[フローチャート]酸蝕症を知り, 診て, 対応するには?
付録シート2　[酸蝕評価練習用例題]この症例の酸蝕スコアは?
付録シート3　酸蝕症スクリーニング問診票／問診用 飲食物pH表

用語に関するお断り

現在，歯の酸蝕に言及する際，「酸蝕症」や「酸蝕歯」，「歯の酸蝕」，「erosive tooth wear」といった用語が混在して使用されている．国内で多く使用される用語は，「酸蝕症」または「酸蝕歯」(英語では erosion)であり，「歯の酸蝕」(英語では dental erosion)および「erosive tooth wear」は学術の場で使用されることが多い．「erosive tooth wear」のみ英語表記であるが，その理由として"tooth wear"に対する適切な和訳が存在しないことが挙げられる．

本書では，もっとも国内で汎用されている用語である「酸蝕症」と，国際的に学術面で汎用される「erosive tooth wear」を使用する(erosive tooth wear → P15参照)．なお，基本的には「erosive tooth wear」がもっとも臨床における状況をとらえた用語であると認識しているが，日本国内では同用語の和訳がなく，また馴染みが薄いことから，「酸蝕症」をおもに使用することをあらかじめお断りしたい．

その他のお断り事項

酸蝕症は，う蝕同様，おもに歯冠部エナメル質から罹患するため，本書ではエナメル質酸蝕を中心に解説する．無論，歯根部においては，象牙質(残存している場合はセメント質)から発症するが，あくまで歯根露出を認める段階からの話となる．象牙質酸蝕に関しては，各項目における症例解説のほか，おもに臨床対応(内科的対応→ P85)の項目においてその組成も含め解説しているので参照されたい．

●研究方法「in vitro」「in situ」「in vivo」の違いについて

本書には，「in vitro」「in situ」「in vivo」という表記がしばしば登場する．in vitro 研究は試験管内(生体外)での研究，in situ(サイチュ)研究はその細胞(臓器)が生物個体内で本来あるべき場所での研究，in vivo 研究は生体内での研究を各々示し，in vivo 研究がもっとも口腔内に近くエビデンスが高い．

	口の外 ←	→ 口の中	
	in vitro 生体外での研究	in situ 生体個体内で本来あるべき場所での研究	in vivo 生体内での研究
サンプル	抜去歯	抜去歯	口腔内の歯
被験者	なし	あり	あり
エビデンス	低い	やや高い	高い

PART1
酸蝕症を知る

CHAPTER 1
酸蝕症とはなにか

tooth wear には，
咬耗，摩耗，アブフラクション，酸蝕症が属する．
細菌の関与のない，酸による化学的な歯の溶解が酸蝕症である．

introduction

近年，国内歯科医療では「なるべく削らない」「なるべく抜かない」治療概念が普及するとともに，う蝕と歯周病に続く第三の歯の疾患として，tooth wear が注目を集めている．残存歯（現在歯）数の増加にともない，歯科医師，歯科衛生士は，臨床の現場でさまざまな wear 形態を呈する歯と対峙する必要があり，tooth wear についての知識はもちろんのこと，その臨床対応（スキル）に習熟することが求められる．

tooth wear には，咬耗（歯と歯の接触によるすり減り），摩耗（歯以外の物理的な方法・手段によるすり減り），アブフラクション（過剰な咬合力により歯肉縁付近にストレスが集中し生じる歯の崩壊），**酸蝕症（細菌の関与のない，酸による化学的な歯の溶解）**が属している（図1）[1]．このうち食生活を中心とした個人の生活習慣がもっとも反映されるのが酸蝕症である．

酸蝕症は，米国でさまざまな要因によるエナメル質および象牙質の溶解が報告されて以来[2]，欧米諸国では広く認知されているものの，わが国における認知度は低い．しかしながら，わが国の食生活習慣にも，健康志向の高いシニア層の食事内容の変化や，若年層を中心とした嗜好品の変化が認められる．柑橘系果物や炭酸飲料など多くの酸性飲食物が国民の食生活に習慣的に取り入れられ，酸蝕の問題は日々の臨床上無視できない状況にある．

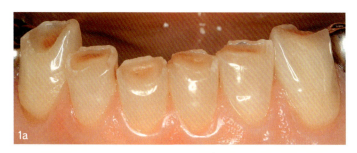
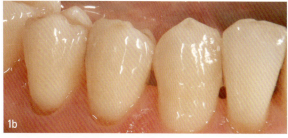
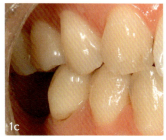
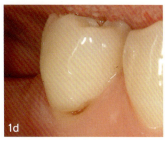
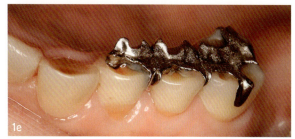

図1 tooth wear 代表症例．咬耗（**1a**），摩耗（**1b**），アブフラクション（**1c, 1d**），酸蝕症（**1e**）．

1-1 酸蝕症の特徴とは

1 全世代が対象の現代の生活習慣病

　酸蝕症の病因は，内因性と外因性に分類される（→ P29 参照）．内因性のおもな病因は，塩酸を含む胃液の影響と考えられている．一方，外因性因子としては，職業性因子ならびに非職業性因子（酸性飲食物，薬物・薬剤）に由来する酸が挙げられる．かつては，メッキ工場やガラス工場などにおける酸性ガスの吸引による職業因子が主たる原因であったが，現在では，食生活習慣の変化にともなう酸性飲食物の過剰摂取が主流と考えられている．

　筆者らが市販飲料140種のpH値を実際に測定した結果[3]，75％の飲料が，う蝕を想定したエナメル質臨界pH値（pH5.5）を下回る値を示した（図2）．また，柑橘系果実に代表される酸性の食べ物ならびに調味料などについても同様にpH値を測定した結果，身近に存在する多くの食品が飲料同様に酸性であった（図3）．

　これら酸性飲食物には，子供から大人まで多くの人が日々摂取するものが含まれ，嗜好品として毎日の食生活に取り入れるなど，その摂取の仕方次第では歯が酸に曝露する頻度が高くなり，酸蝕症が発症する可能性が高まる．また，健康食品として「体によい」とのイメージから日々（真面目に）摂取したり，ダイエットに効くなどの理由から長期的に摂取したり，熱中症対策としてペットボトルなどで外出時に携帯しチビチビと摂取した結果，酸蝕症が発症することも考えられる．

　すなわち，かつては特殊な歯の疾患と考えられていた酸蝕症が，日常的に起こりうる歯の疾患へと変わりつつある．このため，酸蝕症に対する認識をあらため，世代を超えてその危険性を啓発していく必要がある．

押さえておこう！

かつては特殊な歯の疾患と考えられていた酸蝕症が，日常的に起こりうる歯の疾患へと変わりつつある．酸蝕症に対する認識をあらため，その危険性を全世代に向けて啓発していく必要がある．

CHAPTER1 酸蝕症とはなにか

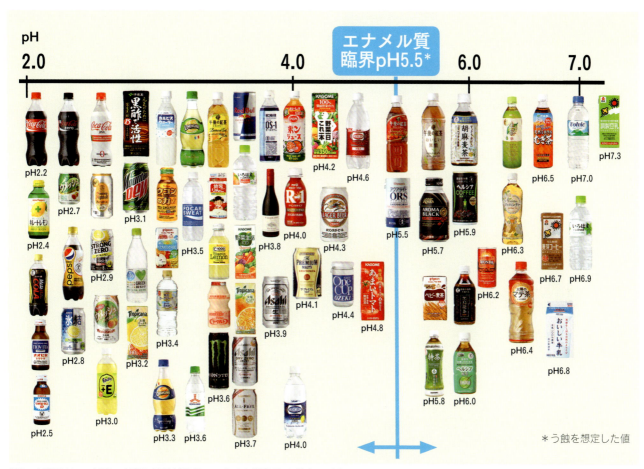

図2 市販飲料のpH値．身近な飲料が軒並みエナメル質臨界pH値を下まわる．

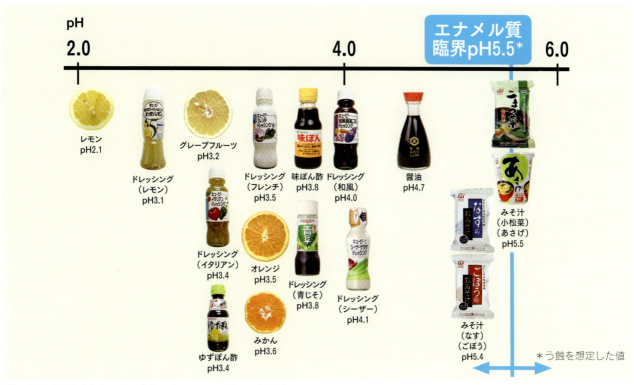

図3 柑橘系果実はもちろん，人気のドレッシングもpH値が低い．

013

PART1 酸蝕症を知る

2 う蝕・歯周病とどう違うのか？

同じく日常的に遭遇する**う蝕や歯周病との違いとしては，口腔内細菌の関与がないこと，つまり，歯みがきだけでは予防できない歯の疾患としての特徴が挙げられる．**

筆者は，罹患対象となる世代が，小児から高齢者まで全世代に及ぶことに注目している．う蝕の場合，乳歯・永久歯の交換時期（混合歯列期）や，歯肉退縮にともなう隣接面う蝕ならびに根面う蝕など，歯みがきが十分にできない状況が発生する世代にその好発時期が影響する．また，歯周病の場合，中高年を中心にその好発時期が見受けられる傾向がある．

しかし，酸蝕症の場合は，その主たる病因が外因性の酸性飲食物の過剰摂取であり，またその飲食物が小児から高齢者まで口にするものであることから，幅広い世代に関与するものと考えられる．

> **押さえておこう！**
> 酸蝕症は，化学的溶解を原因とし，口腔内細菌の関与がない．歯みがきだけでは予防できない歯の疾患である．重要なのは口のなかの酸のコントロールとクリアランスの促進である．

3 発症部位（酸蝕の拡散程度）が変化する

酸蝕症は，その要因（→ P29参照）や酸との接し方（酸性飲食物の摂取方法や胃食道逆流による胃酸の拡散程度など）により発症部位が異なる．

すなわち，酸性飲食物の過剰摂取の場合，柑橘系果実では「かじる」という摂取行為が入るため，おもに上顎前歯部唇面に臨床所見が集中する．また，炭酸飲料やお酢系飲料では，軽度の場合，上顎前歯部唇面に酸蝕所見を認めるが，摂取頻度が高い場合には同部位に加え，飲み物の流路となりうる上下顎小臼歯頬側面や下顎臼歯部咬合面にその影響が及ぶ．

一方，逆流性食道炎などの胃食道逆流疾患では，一般的に上顎前歯部口蓋側を中心に酸蝕所見を認めるが，重度の場合には下顎臼歯部頬側面ならびに咬合面にまで及ぶ．

このように，酸蝕症は，三大好発部位（小窩裂溝，歯頸部，隣接面）を有するう蝕とは異なり，その要因や程度（重症度）により発症部位が変化するため，**個々の症例ごとに口腔内全体を細かく観察する必要がある**．なお，酸蝕症の要因を問わず，唾液腺開口部に近い下顎前歯部舌側面や上顎大臼歯頬側面付近では，その影響を受けにくい傾向にある．

> **押さえておこう！**
> 酸蝕症は，三大好発部位（小窩裂溝，歯頸部，隣接面）を有するう蝕とは異なり，その要因や程度（重症度）により発症部位が変化するため，個々の症例ごとに口腔内全体を細かく観察する必要がある．

1-2 酸蝕＋αがダメージを加速する

　近年，酸蝕症は，咬耗や摩耗など他の tooth wear 因子と混在することで，wear 進行を早めることが報告されている．Huysmans らは，このような酸蝕が関与する tooth wear を"erosive tooth wear"と提唱し[4,5]，たんなる化学的溶解だけでなく，酸性口腔環境下において，咬耗・摩耗など物理的な力が加わることで，その進行が加速していく危険性を指摘している．実際，**臨床の現場において，酸蝕のみが関与すると断言できる症例は少なく，多くの酸蝕症例は，咬耗・摩耗などとの混在症例ではないかと考えられる**（図4）．たとえば，前歯部切縁ならびに臼歯部咬合面であれば少なからず咬耗が関与し，また頰側面ならびに歯頸部では日々の歯みがきによる摩耗の影響を否定できない．

　さらに，う蝕の罹患率が比較的高いアジア・中東諸国ではう蝕との混在症例も指摘されている（→ P19参照）[6,7]．

このため，**たんなる酸蝕症と捉えるのではなく，他の疾患との混在，さらには混在する疾患を促進する可能性も含め，酸蝕症と対峙する必要があることを念頭におき，口腔内を注視するよう心がけたいものである．**

　2014 年，"Erosive Tooth Wear - From Diagnosis to Therapy" と題された酸蝕症関連本（Lussi. A & Ganss. C 編）が発表された（図5）[8]．この本は第2版にあたり，初版（2006年）では "Dental Erosion" と題されていたが，上記世界的な潮流を受け，また酸蝕をよりよく理解するための新たな知見が加わったことで，題目も含めた改定が行われた経緯がある．すでに，酸蝕症を専門とする臨床家と研究者にとってバイブルとなっているが，臨床診断など多くの点で一般臨床家にも通ずるものがあり，本書のなかでも随所にその内容を紹介する．

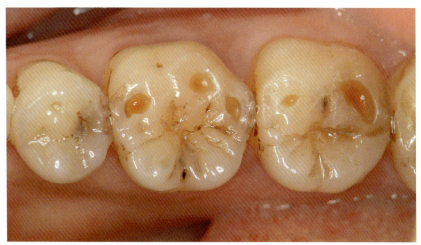

図4　erosive tooth wear（酸蝕症と咬耗の混在症例）．

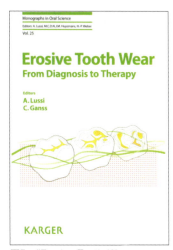

図5　"Erosive Tooth Wear - From Diagnosis to Therapy"（Lussi. A &Ganss. C 編）

> **押さえておこう！**
> 臨床の現場において，酸蝕のみが関与すると断言できる症例は少なく，多くの酸蝕症例は，たんなる化学的溶解に咬耗・摩耗が加わることによって，その進行が加速する傾向がある．

PART1 酸蝕症を知る

下顎前歯部にみる erosive tooth wear
ホントに怖い！加速する歯のすり減り

　下顎前歯部は，高齢者においても残存している場合が多いことから，後述の疫学調査の結果（→ P25参照）をもとに，erosive tooth wear が下顎前歯部切縁の wear 進行に及ぼす影響について検討した[9]．すなわち，全被験者を，酸蝕群・非酸蝕群に分けた後，下顎前歯（6本）の切縁部の wear スコア値（健全を含む8段階：各スコアの詳細は下表参照，スコア値が大きいほど wear が進行）の分布状況について各世代ごとに折れ線グラフで表示した（図6）．

　10〜20代，30代，40代，50代における酸蝕群（青ライン）・非酸蝕群（緑ライン）のスコア分布を比較した結果，10〜20代および30代では両者ほぼ同等の wear スコア分布を示した．また，40代では，非酸蝕症群でエナメル質段階（スコア2）にスコア分布のピークを認めたのに対し，酸蝕群では象牙質露出（スコア5）でそのピークを認めた．その後50代では，象牙質露出（スコア5）で酸蝕群が非酸蝕群よりもやや多い分布を示すものの，再び両者ともに同等のスコア分布を認めている．すなわち，**40代〜50代において，酸蝕症群では非酸蝕症よりも10歳早く象牙質が露出してしまうこと**を示しており，痛みの発生はもちろんのこと，その後も tooth wear が重症化する可能性が高い．

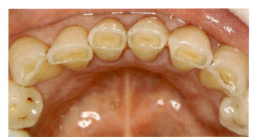

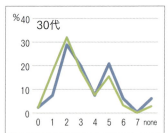

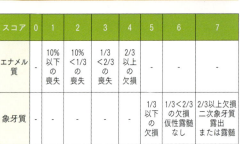

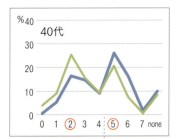

エナメル質段階　|　象牙質段階

40代：酸蝕症群は
　　　ピークが象牙質段階へ移行
50代：非酸蝕歯群も
　　　ピークが象牙質段階に移行

● スコア値は wear の進行程度を示す
● スコア値が大きいほど wear が進行

スコア	0	1	2	3	4	5	6	7
エナメル質	-	10%以下の喪失	10%<1/3の喪失	1/3<2/3の喪失	2/3以上の欠損	-	-	-
象牙質	-	-	-	-	-	1/3以下の欠損	1/3<2/3の欠損仮性露髄なし	2/3以上欠損二次象牙質露出または露髄

←──エナメル質段階──→　←──象牙質段階──→

図6　前歯部切縁における年齢別・酸蝕有無別スコア分布（頻度：％表示）．

CHAPTER 2
う蝕と酸蝕症の違いと共通点

う蝕は細菌・バイオフィルムが関与する感染症．
酸蝕症は細菌の関与のない化学的な溶解．
一般に，う蝕は局所的に発症し，酸蝕症は口腔内で拡散する．

introduction

　従来，歯の二大疾患（う蝕・歯周病）の予防対策としては，歯みがきが第一に挙げられてきた．国民は「歯の疾患予防対策は歯みがきから」と長年指導され，これが広く定着している．しかしながら，酸蝕症はこの予防対策が適応されない特異的な歯の疾患である．まず，**酸蝕症の場合，歯みがきは第一の予防対策にはならない**．また，酸蝕症リスクの高い症例では，歯を守るための歯みがきのタイミングも，う蝕予防対策の歯みがきとは異なる．こうした認識を歯科医療者側が持ち，適切な臨床対応をしていくことが重要である．

2-1 う蝕とは原因が異なる

　言葉の定義上，う蝕と酸蝕症の最大の違いは，口腔内細菌（口腔バイオフィルム）の関与の有無にある．つまり，ミュータンス菌などう蝕原因菌が関与する歯の脱灰・実質欠損が生じていると考えられる場合には「う蝕」として識別され，細菌の関与なく化学的な歯の脱灰（溶解）が生じているものと考えられる場合は，「酸蝕症」と判断する（**図7**）．

　う蝕に関連する代表的な酸は，細菌の糖代謝に由来する有機酸（乳酸，ギ酸など）であり，好発部位も指摘されている．これに対し，酸蝕症では多種多様な酸（硫酸，塩酸，クエン酸，リンゴ酸，アスコルビン酸，アミノ酸など）が関与し，細菌の有無は関係ないため，口腔清掃状態の比較的良好な口腔内環境においても発症する．

　従来，歯の二大疾患（う蝕・歯周病）の予防対策としては，歯みがきが第一に挙げられ，国民も「歯の疾患予防対策は歯みがきから」と長年指導されてきた．しかしながら，**酸蝕症はこの黄金ルールが適応されない特異的な歯の疾患**であり，歯みがきは第一の予防対策にならず，また酸蝕症リスクの高い症例においては，歯みがきのタイミングもう蝕と異なる（→ P75〜81参照）．

　さらに，う蝕の場合は，乳歯・永久歯交換期や歯根露出時期など，好発年齢も挙げられるのに対し，酸蝕症の場合は，酸性飲食物の過剰摂取が主たる要因となるため，小児から高齢者まで幅広い世代が関与するものと考えられる．このため，歯科医療従事者は酸蝕症の特徴を十分に理解し臨床に臨む必要がある．

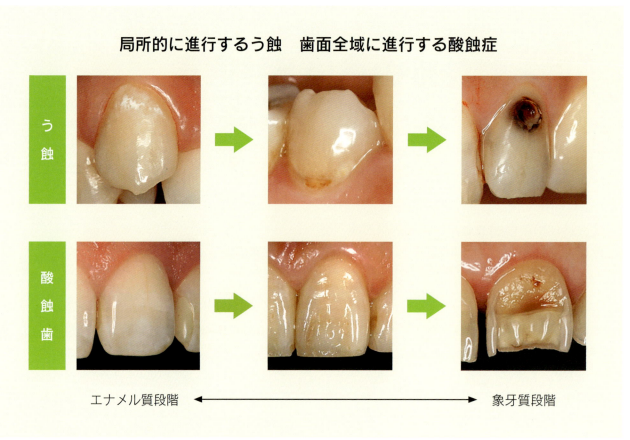

図7 う蝕が局所的に発症するのに対し，酸蝕症は酸が曝露する歯面全域にわたり進行する．このため，酸蝕症の進行にともない，歯全体が丸みを帯びた外形となる．

2-2 脱灰のメカニズムとスピードは

　う蝕と酸蝕症の脱灰メカニズムの違いについて，現時点で詳細に比較検討された研究データは存在しない．その理由はさまざまであるが，そもそも口腔内（in vivo）において酸蝕症を発症させ観察することは倫理的に問題があり，口腔外（in vitro）ではう蝕細菌叢ならびに唾液作用のコントロールができないなど，口腔内外において同一条件下で両者の脱灰メカニズムを比較検討することが困難な状況があることが挙げられる．

　筆者は，（私見ではあるが）これまでの研究成果ならびに臨床経験から，う蝕のようなバイオフィルム下で発症する歯の脱灰と，酸蝕症における直接歯面へ酸が作用する脱灰では，初期段階こそ同様なプロセス（→ P20〜22参照）を呈するものの，その後の脱灰スピードや表層下部における拡散・進展において異なる機序をたどるものと予測している．すなわち，う蝕よりも酸蝕症のほうが歯を溶かすスピードが早く，ゆえにハイドロキシアパタイト結晶間や同結晶配列の不均一な部分へ入り込むことで重症化するのではないかと予測している（図8，図9）．また，一般にエナメル質最表層部には耐酸性層の存在が示唆されているが，酸蝕により同層の一部が崩壊することで，エナメル質内部へ酸が侵入した際，そこを起点として（他の耐酸性層は残存したまま）表層下で脱灰が拡散するものと考えている．

CHAPTER2 う蝕と酸蝕症の違いと共通点

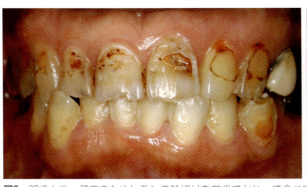
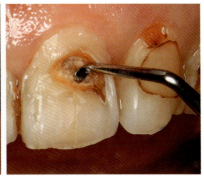
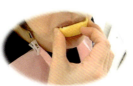

図8 62歳女性．健康のためレモンの輪切りを前歯でかじって食べていた．う蝕リスクも高く，酸蝕症が加わることでう蝕が重症化したと考えられる．左上1の象牙質う蝕の軟化が著しく，露髄を可及的に回避するためエキスカを用いた．（イメージ画像は楠 雅博先生提供）

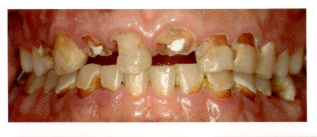
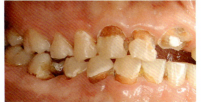
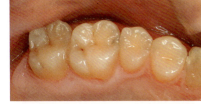
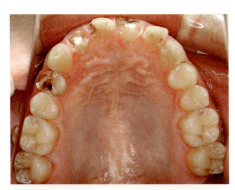
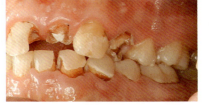
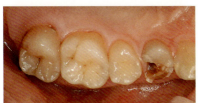
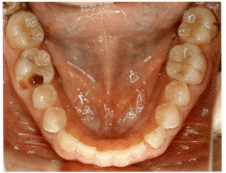

図9 20歳男性．炭酸飲料を始終飲んでいた．診断当初，う蝕ハイリスクのみを疑っていたが，う蝕が好発する臼歯部において比較的良好な臨床所見を呈し，上下顎頬側および歯頸部において拡散した脱灰を認めることから，酸蝕症の問診を行った結果，その存在が明らかになった．（写真提供：高垣智博先生）

2-3 う蝕と酸蝕症の混在型の診断と臨床対応

　一方，前述の通り，日本を含め，アジア・中東諸国では，比較的う蝕罹患率が高いため[6,7]，う蝕と酸蝕症の両者が混在している症例が少なくなく，両者の識別が困難な場合もある．筆者は，歯頸部における両者の発症症例についてこのことを痛切に感じている．しかしながら，両者には共通する項目も多く，特に，その臨床対応は非常に類似していることから，**混在型に関しては，無理に口腔内で識別せずに，両者の混在を認め対応すべきと考える．**

　酸蝕症は，もともと欧米を中心としてその存在が指摘された新たな歯の疾患であり，欧米ではその発症メカニズムからう蝕と酸蝕症を識別して考える傾向が強い．この違いの背景としては，各国における食生活習慣の違いやう蝕罹

患率の違いが考えられ，う蝕罹患率の比較的低い地域では，その疾患背景要素を多角的に探索することで両者の識別が可能であるものの，う蝕罹患率が未だに高い地域では，両者の識別が事実上困難なケースがある．近年では，代用糖の配合によりシュガーフリーを謳う酸性飲料も販売されているものの，アジア諸国では未だ砂糖入り酸性飲料が主流の国もある．この場合は，砂糖入り酸性飲料がう蝕・酸蝕症両面の要因となるため，その危険性に関する情報提供を広く行うとともに摂取制限が必要となる．

う蝕も酸蝕症も歯の脱灰現象であり，口腔内では唾液の働きなど宿主側因子とのバランスによって発症(進行)状況が異なる．う蝕が唾液の働き(流路や酸緩衝能など)が不良な部位(例：上顎前歯部)に比較的多く発症するのと同じく，酸蝕症も唾液の働きが及びにくい部位で発症する傾向にある．また，両者において歯の耐酸性も大きく関与することから，その予防対策としてフッ化物塗布など非侵襲的なアプローチが推奨される．さらに，実質欠損をともない，日常生活上審美的ならびに機能的に支障を生じた場合の外科的(侵襲的)臨床対応は，MIコンセプトの観点から，両者ともにコンポジットレジン修復が推奨されている．

このように，発症メカニズムや臨床所見こそ異なるものの，その臨床対応(患者教育から臨床対応まで)は比較的類似していることから，混在症例においても両者の特徴をふまえつつ説明し，慎重に対応するべきと考える．

> 酸蝕症は，第一の予防対策として，歯みがきが適応されない特異的な歯の疾患である．
> また，酸蝕症とう蝕の混在型に関しては，両者の識別が困難な場合も多いが，両者の発症原因には共通する項目も多く，臨床対応も非常に類似していることから，無理に口腔内で識別せず，両者の混在を認めて対応することが重要である．

酸蝕症のエナメル質脱灰プロセスとは？

エナメル質酸蝕研究の最前線から

前述の著書"Erosive Tooth Wear - From Diagnosis to Therapy"において，編著者であるLussiは，歯科医療従事者の酸蝕症に対する意識改革をさかんに訴えている．それは，世界的な酸性飲食物消費の増加やerosive tooth wearの頻度の増加のみならず，酸蝕症に対する認識の変化の必要性にまで及んでいる．

たとえば，従来，**酸蝕症におけるエナメル質の脱灰は，エナメル質初期う蝕の表層下脱灰と異なり，酸と接触したエナメル質最表層部から逐次溶けていくものと考えられてきた．**初期う蝕の場合，脱灰と再石灰化のバランスのなかで，表層部が残存する表層下脱灰の形

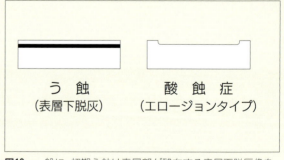

図10　一般に，初期う蝕は表層部が残存する表層下脱灰像を，酸蝕症は表層が完全に喪失した脱灰形態(エロージョンタイプ)をイメージする場合が多い．

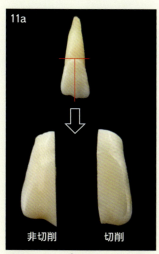

図11a サンプルとして，ヒト前歯抜去歯の唇面エナメル質を半分だけ切削，残り半分はそのまま使用．

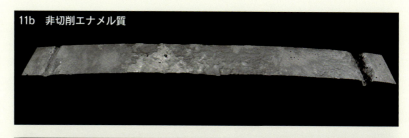

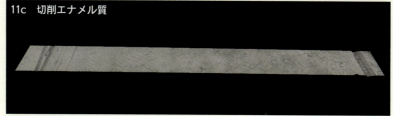

図11b，11c サンプルの表層の3D画像．非切削エナメル質表面は粗造である．

態を呈することは多くの歯科関係者に受け入れられている．

　一方，より脱灰ダメージが強い酸蝕症では，俗に「エロージョンタイプ」とも称される表層が完全に喪失した脱灰形態をイメージする場合が多い（図10）．

　しかしながら，Lussiは，口腔内における酸蝕症のエナメル質脱灰プロセスは，これまで考えられていたものよりもずっと複雑で，初期エナメル質う蝕に類似した脱灰様相を呈することを示唆している[8]．すなわち，酸性飲料を例に考えた場合，最初，酸はエナメル質表層上に形成されたペリクル（獲得被膜）内に拡散する．ペリクルは，無細胞・無構造の薄膜（0.1～10μm）で，バイオフィルム細菌が存在しておらず，口腔内の硬組織および軟組織両者を被覆している．その後，酸はエナメル質表層部に到達し，水素イオン（H^+）がエナメル質結晶を溶解しはじめる．このプロセスにおいて，酸のエナメル質の浸透は複雑であり，う蝕と同様な経過をたどることで，酸の影響を受けたエナメル質最表層部に薄い軟化層が生じることを示唆している．

　ここからは，Shellisら[10]が実験的に証明した初期エナメル質酸蝕メカニズムの一説に過ぎないが，現代における酸蝕研究の最新知見として紹介する．すなわち，有機酸が唾液のような液体中に存在する場合，その酸性分子部分は非解離形態上に残存し，他の部分は解離するものと考えられる．この非解離形態上に残存した酸性分子部分がエナメル質の細孔（enamel pores）に浸透した場合，同酸性分子部分は解離し，ミネラル結晶を溶かすことが予測された．この推測は，過去に，初期エナメル質う蝕における表層下脱灰の理論として，Gray[11]，FeatherstoneおよびRodgers[12]らが提唱した，う蝕原因細菌由来の酸の非解離形態部分が，解離形態部分よりも早くエナメル質の細孔に侵入するメカニズムと類似する．この実験知見をもとに，Shellisら[10]は，酸蝕症は，もっぱらエナメル質表層部のみに生じる現象ではなく，有機酸の非解離形態により，エナメル質最表層部に限局した軟化層が生じることを示唆している．いずれにせよ，**臨床現場において酸蝕症を早期に認識するためには，この初期エナメル質酸蝕に関する臨床所見を整理する必要があり**，これまで思い描かれていた「エロージョンタイプ」にとらわれることなく，そのプロセス（メカニズム）を解き明かしていく必要がある．

　筆者らは，口腔内に可及的に近似した研究条件の必要性を感じ，これまで*in vitro*研究でおもに使用

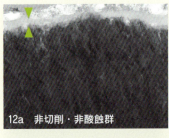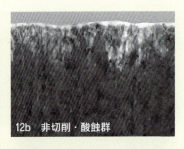
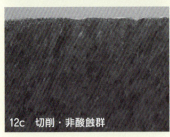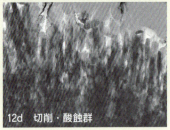

図12 各実験群の最表層部における微細構造（FBI-TEM像）．
非切削・非酸蝕群：最表層部に100nmほどの薄層（黄緑三角間）が観察される（**図12a**）．
非切削・酸蝕群：深さ200nmほどの脱灰像を認める（**図12b**）．図12aで観察される薄層が耐酸性に寄与することでエナメル質表層部近傍に限局した脱灰層が観察されたものと考えられた．
切削・非酸蝕群：図12aで観察される薄層を認めない（**図12c**）．
切削・酸蝕群：深いところで1000nmを超える脱灰像が観察される（**図12d**）．

されてきた切削エナメル質サンプル（エナメル質表層を削除し平坦面を露出させたサンプル）と，非切削エナメル質サンプルとの酸蝕状況を比較検討している[13]．すなわち，ヒト前歯抜去歯の唇面エナメル質を半分だけ切削し（切削エナメル質），残り半分はそのまま使用した（非切削エナメル質）（**図11a**）．全焦点3D表面形状測定装置を用いて，両サンプルの表層を観察した3D画像を比較すると（**図11b, c**），切削エナメル質表面が平滑であるのに対し，（口腔内を想定した）非切削エナメル質表面は粗造であることが観察される．その後，pH3.6クエン酸・60秒間浸漬⇒水洗⇒乾燥を6サイクル繰り返した後，両者における酸蝕状況（エナメル質喪失量）を測定した．その結果，切削エナメル質（平均値：853.6nm）に対して非切削エナメル質（平均値：660.7nm）のほうが有意に低い値を示した．さらに，両者の最表層部における微細構造変化についてFBI-TEMを用い形態学的に比較検討したところ，非切削エナメル質では深さ200nmほどの脱灰像（深いところで500nm）を認めたのに対し，切削エナメル質では深いところで1μm（1000nm）を超える脱灰像が観察された（**図12**）．なお，非切削エナメル質最表層部には，切削エナメル質で観察されない100nmほどの薄層（**図12a**, 黄緑の三角間）が観察され，同層が耐酸性に寄与することで，エナメル質最表層部近傍に限局した脱灰層が観察されたものと考えられた．この耐酸性層の存在も含め，エナメル質酸蝕プロセスを考えた場合，耐酸性層が弱く，比較的強い酸が高頻度に長時間曝露した場合，エナメル質表層部は消失しやすい傾向を示し（エロージョンタイプ），耐酸性層が強く，比較的弱い酸が低頻度ならびに短時間作用した場合には，初期う蝕同様に表層下脱灰様の所見を呈するものと考える．

従来，*in vitro*（口腔外）エナメル質酸蝕研究の多くは，酸蝕後の溶解度をより評価しやすくするため，平らな基準面を有する切削エナメル質を研究サンプルとして用いてきた．これにより，酸蝕前後の表層変化が形態学的に比較しやすい反面，エナメル質酸蝕を歯質の面から考慮する上でもっとも重要な耐酸性層を見落としている点が指摘されてきた．口腔内で酸蝕前後のエナメル質変化を直接観察することは倫理的に問題があるため，口腔内環境を想定した*in vitro*研究は，エナメル質初期酸蝕プロセスを議論する上でたいへん興味深く，今後ますます重要な位置をしめるであろう．しかしながら，*in vitro*研究結果は，唾液ならびにペリクルの関与しない口腔外での所見であるため，同所見をそのまま口腔内での現象として適応できないことを心にとめておく必要がある．

CHAPTER 3
酸蝕症の頻度は

国内の酸蝕症に関する調査結果で，
全世代で約4人に1人（26.1％）が罹患していることが明らかになった．
酸蝕症は，いまや決してまれな疾患ではない．

introduction
国内の酸蝕状況をいかに把握するか

　酸蝕症に関する国内調査は少ない．この理由として，国内における酸蝕症の認知度の低さのほか，ゴールデンスタンダードとなる酸蝕症の臨床評価法（診断法）が国内外で存在しないことが挙げられる．しかしながら，酸蝕症が口腔保健に及ぼす影響が懸念されるなか，国内における酸蝕症の頻度を把握することは，喫緊の課題となっている．

3-1 議論が続く酸蝕症の口腔内評価法

　酸蝕症の口腔内評価法はいまだ国内外で統一されておらず，研究報告ごとに罹患率が異なるのが現状と言える．また，酸蝕症のおもな病因は，外因性因子である酸性飲食物の過剰摂取であることが指摘されているものの，この酸性飲食物を含め，食文化は世界各国間において多種多様であるため，WHOやFDIなどの国際機関においても統一した口腔内評価法の見解を得にくい．

　一般的に，酸蝕症の口腔内評価は，視診が中心であり，歯の溶け具合に応じてエナメル質または象牙質の各段階をスコア化（数値化）するが，このレベル分けを「どの程度細分化するのか」，さらには「全顎的に評価するのか」「1歯単位なのか」「歯面単位なのか」など調査により見解が分かれる．特に，エナメル質・象牙質各段階における酸蝕スコアの細分化については，酸蝕症の早期発見・早期対応を重要視する見解や，酸蝕症評価法の普及を図るため簡略化を重要視する見解などがあり，議論が続いている．筆者はこの議論に対し，酸蝕症が初期エナメル質う蝕同様に，その診断および臨床対応に関する研究エビデンスが構築されることで，将来的には前者（スコアの細分化）が支持を受けるのではないかと考えている．

　また，研究報告ごとに評価法が異なる要因の1つに，酸蝕症と他のtooth wear（咬耗，摩耗，アブフラクション）との鑑別が困難であることが挙げられる．口腔内では，咬合面や唇面などにおいて，酸蝕症と他のtooth wearが混在して生じていることが多く（erosive tooth wear），複数歯面を対象として酸蝕症の臨床評価を確立することが困難である．

　もともと，**酸蝕症は，tooth wearの1種として定義付けられてきた経緯があるため，tooth wear評価法のゴールデンスタンダードと称されるSmith & Knight**

PART1 酸蝕症を知る

法[14]をそのまま酸蝕症の評価として使用する研究報告もあれば，酸蝕症（erosive tooth wear）に特化した評価法（Lussi ら，BEWE 法など）[15,16]もある．いずれも視診に基づき wear をスコア化することに変わりはないが，その対象（全顎的・1歯単位・歯面単位）や，スコアの簡略化または細分化などで意見が分かれる．

酸蝕関連本の編著者である Lussi が考案した評価方法では[15]，唇頬側面とそれ以外の歯面で評価法を使い分け，視診による酸蝕状況を，唇頬側面では4段階（健全，エナメル質段階，象牙質段階：50%以下，象牙質段階50%以上），それ以外の歯面では3段階（健全，エナメル質段階，象牙質段階）に分類し，簡便な評価法として知られている（**表1**）．しかしながら，初期段階の酸蝕変化を評価できない点や，唇頬側面以外の評価があいまいになる傾向がある．

本項では，酸蝕症に特化した疫学調査報告において，近年比較的多く採用されている BEWE（Basic Erosive Wear Examination）法について概説する．

表1 Lussi の評価．

部位	スコア	評価内容
唇頬側	0	酸蝕なし（正常）
	1	エナメル質に限局
	2	象牙質の露出（歯面の1/2以下）
	3	象牙質の露出（歯面の1/2以上）
その他	0	酸蝕なし（正常）
	1	エナメル質に限局
	2	象牙質罹患

3-2 短時間で評価が完了──BEWE法　代表歯を評価し酸蝕状況をおおまかにつかむ

BEWE法は[16]，2008年，欧州酸蝕症専門家 Bartlett を中心としたグループより提案された臨床評価方法で，口腔内を6分割し（図13），各分割エリアでもっとも重症な歯の酸蝕状況を，4段階（健全，初期段階，50%以下の酸蝕，50%以上の酸蝕*）に分類する（**表2**）．酸蝕の重症化予防として初期段階に相当するスコア1を設け，口腔内で拡散する恐れのある酸蝕症に対して早期に介入し，有効な予防方策を模索できるよう配慮されている．

また，全顎的な酸蝕評価の代わりに，6分割された各分割エリアの代表症例を評価することで，比較的短時間（5分程度）で評価が完了できるようデザインされている．このため，一般歯科臨床のみならず，酸蝕症の疫学調査においても採用される場合がある．

さらに，各分割エリアにおいて数値化された酸蝕罹患状況（erosive tooth wear 状況）を集計し，1口腔単位（ヒト単位）でリスク評価することで，各リスクに応じた具体的な臨床的管理対策まで言及している（**表3**）[16]．酸蝕症（erosive tooth wear）における臨床的管理法の具体案として参照していただきたい．

なお，BEWE 法に興味をもたれた読者には，同評価のデモ解説ビデオ（英語）が web で公開されている[17]．

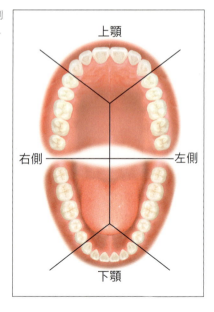

図13 口腔内を6分割して評価するBEWE法．

表2 BEWE法の評価．

スコア	評価内容
0	酸蝕なし
1	歯質表層の初期喪失
2*	明確な欠損，歯面の50%以下の硬組織欠損
3*	歯面の50%以上の硬組織欠損

* しばしば象牙質を含む．

表3 BEWE法で評価後のerosive tooth wearマネジメントガイド.

リスクレベル	スコア合計	マネジメント	マネジメント間隔期間
なし	0〜2*	定期的なメインテナンスおよび観察	3年
低い	3〜8*	口腔衛生指導，食生活習慣評価ならびに指導 定期的なメインテナンスおよび観察	2年
ふつう	9〜13*	口腔衛生指導，食生活習慣評価ならびに指導 歯の喪失のおもな病因識別，各因子除去のための方策を立案 フッ化物活用手段または他の耐酸性向上のための方策を考慮 理想的には修復せず，模型・写真・シリコン印象を用いてerosive wearのモニター	6〜12ヶ月
高い	14以上*	口腔衛生指導，食生活習慣評価ならびに指導 歯の喪失のおもな病因識別，各因子除去のための方策を立案 フッ化物活用手段または他の耐酸性向上のための方策を考慮 理想的には修復せず，模型・写真・シリコン印象を用いてerosive wearのモニター 特に重症化する場合には修復を含むスペシャルケアを検討	6〜12ヶ月

注1) *カットオフ値は作成者らの経験に基づくもので再検討が必要とされている．
注2) BEWE法関連文献によりマネジメントの間隔期間が異なる（例：リスク高い 3〜6ヶ月）．

3-3 筆者らが用いた口腔内評価法　全顎的に1本1本の酸蝕状況を詳細につかむ

　日本国内では酸蝕症に限らず，tooth wearの疫学データが少ないのが現状である．このため，筆者らはSmith & Knightの評価法[14]（tooth wear評価法のゴールデンスタンダード）およびFaresらの評価法[18]（BEWE法にエナメル質段階・象牙質段階を加えた評価法）に準拠し，酸蝕症を含むtooth wearの疫学調査を実施した（図14）[19]．すなわち，Smith & Knight法同様に全顎（智歯を除く）ならびに4歯面（歯頸部，唇側・頰側，切縁・咬合面，舌側・口蓋側）を対象とし（図15），拡大鏡装着のもと，視診にて8段階（健全，エナメル質4段階，象牙質3段階：各段階分けはFaresらの評価を参照）で酸蝕症を含むtooth wearを評価した．このほか，歯の亀裂や知覚過敏についても評価を行い同様に記入した．

　この評価法の特長としては，エナメル質段階を4段階とすることで，臨床上見逃しやすい初期酸蝕病態や，エナメル質から象牙質への移行に関する臨床データをより詳細にとらえ，BEWE法同様に，口腔内で拡散する恐れのある酸蝕症に対して早期に介入する点が挙げられる（→P27，表4参照）．また，冷水痛や咬合痛など痛みをともなう象牙質段階においても，3段階に分けることで，中高年以上で増加する象牙質露出からのtooth wear進行に対し詳細な検討ができる．以上により，本評価法は，酸蝕症を含むtooth wear（erosive tooth wear）の評価法として，より詳細な疫学調査データを得ることができる．

　しかしながら，臨床家が日常臨床で活用するにはスコア分類が多く，また全顎的に4歯面で評価を行うため，基本的には研究者向けの評価法と言える．

　臨床家が，酸蝕症のスクリーニング目的で活用するのであれば，全顎を6分割し，各エリアの代表的な酸蝕所見を，初期段階の酸蝕変化が考慮されたスコアを用いて評価するBEWE法が適切であろう（表4）．また，詳細に検討したいが評価に時間をかけたくない場合には，筆者らの方法から必要な項目のみを選択し活用するのも一案かと思われる．

PART1 酸蝕症を知る

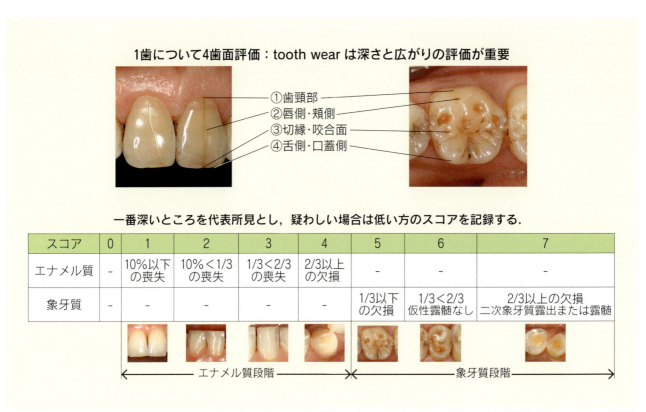

図14 筆者らが用いた酸蝕症の口腔内評価法．全顎的に1本1本の歯を詳細に評価する．すなわち，酸蝕の深さは8段階（健全，エナメル質4段階，象牙質3段階）で評価し，1歯について4歯面を評価することで酸蝕の広がりをつかむ．

		7	6	5	4	3	2	1	1	2	3	4	5	6	7	
				E	D	C	B	A	A	B	C	D	E			
歯頸部		0	WSD	WSD	0	CR	0	MB								
頬側面		1	1	2	1	1	3	MB								
切縁部または咬合面		5	In/5	In/5	4	4	2	MB								
口蓋側面または舌側面		0	0	0	0	0	1	MB								
評価時の痛みあり			V	V												
破折・亀裂																
破折・亀裂																
評価時の痛みあり																
口蓋側面または舌側面																
切縁部または咬合面																
頬側面																
歯頸部																
				E	D	C	B	A	A	B	C	D	E			
		7	6	5	4	3	2	1	1	2	3	4	5	6	7	

上顎 / 下顎

凡例：
- In　インレー
- On　アンレー
- Am　アマルガム
- FCK　全部鋳造冠
- HR　硬質レジン前装冠
- Br　金パラBridge
- MB Br　メタボンBridge
- G In　Gold インレー
- G On　Gold アンレー
- G FCK　Gold 全部鋳造冠
- G Br　Gold Bridge
- C1
- C2
- C3
- C4　残根含む
- MCr　乳歯冠
- CRJ　ジャケット冠
- SEL　シーラント

備考欄

図15 筆者らが用いた酸蝕症の口腔内評価シート．全顎的に1本1本の歯，1歯につき4歯面について酸蝕状況・歯科治療状況を詳細に記録する．この他，知覚過敏状況（エアー痛）や破折・亀裂を記録する．インレーやCRのように修復物と歯質が混在する場合は併記する（例：In/5）．

表4 酸蝕症における各評価方法の違い.

評価法	対象歯	スコア	特　徴
Lussi ら （1991）	全顎	唇頬側4段階* それ以外3段階*	酸蝕症に特化した評価法　簡便な評価法 初期段階の酸蝕変化を評価しにくい 唇頬側以外の部位の評価があいまいになる傾向
BEWE （2008）	全顎を6分割 各エリアの代表歯 （最終的に 6エリア分を集計）	4段階* 1歯につき1歯面 （部位関係なく）	酸蝕症に特化した評価法 初心者でも分かりやすい 欧州酸蝕症専門家グループより提案 初期段階の酸蝕変化を考慮 集計値から酸蝕リスク分けし臨床対応ガイドを提案 一般歯科臨床のみならず酸蝕症の疫学調査においても採用される場合がある
Smith & Knight （1984）	全顎	5段階* 1歯につき4歯面	tooth wear 評価のゴールデンスタンダード** 酸蝕症評価にも活用される 初期段階の酸蝕変化を評価しにくい
Kitasako ら （2015）	全顎	8段階* 1歯につき4歯面	酸蝕症を含む tooth wear 評価法 初期段階の酸蝕変化を考慮 初期酸蝕病態やエナメル質から象牙質への移行に関する臨床データをより詳細に得る

注1）* 全て健全（酸蝕なし）を含む.
注2）** 多くの tooth wear 調査報告が同評価法に準拠する.

3-4 筆者らの疫学調査と酸蝕症の頻度

　過去の疫学調査では，被験者が集めやすいことを理由に若年者を中心とした報告が多く，全世代を対象とした疫学調査が必要とされていた．このため，本疫学調査では，全世代（15〜89歳・平均年齢44.3歳，1,108名）を対象とした[19]．また，**本研究では，**

- **食生活習慣においてほぼ毎日酸性飲食物を摂取し（週5日以上），切縁・咬合面以外の歯面にエナメル質段階以上の酸蝕歯面のある歯が1歯以上ある場合**

- **逆流性食道炎や摂食障害など持続的な胃食道逆流疾患が認められ，切縁・咬合面以外の歯面にエナメル質段階以上の酸蝕歯面のある歯が1歯以上ある場合**

以上を歯の酸蝕症と定義した（人単位の評価）．その結果，酸蝕症の罹患率は，世代間で各段階の発症頻度が異なるものの，全世代では約4人に1人の罹患率（26.1%）であり男女差を認めなかった（図16）．

　近年，ヨーロッパ7カ国において3,187名を対象に実施された大規模疫学調査（評価法は BEWE 法）では，29%の罹患率を示している[20]．次ページの図16に各世代間における，エナメル質段階と象牙質段階の酸蝕症罹患率を示す．このグラフに示す通り，70〜80代を除いた全世代で，エナメル質段階の酸蝕症が多いのが特徴である．

PART1 酸蝕症を知る

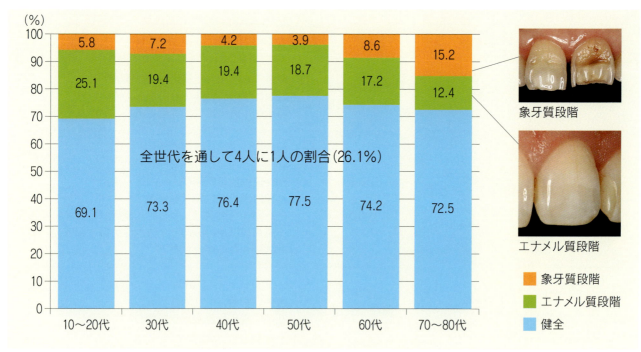

図16 各世代間における，エナメル質段階と象牙質段階の酸蝕症罹患率．

> **押さえておこう！**
> 国内調査では，約4人に1人が酸蝕症に罹患していることが明らかになっている．日常の臨床のなかで，エナメル質段階の酸蝕症を見逃さず，診断および臨床対応することが求められる．

Column なぜ「当院では酸蝕症をみかけない」との声が多いのか？

今回の調査で，酸蝕症として評価された症例の多くはエナメル質段階であり，全世代を通じて象牙質段階の症例は少ない．一般に，エナメル質段階の酸蝕は症状が少なく（サイレントディシーズ），患者は気づかず，歯科医療側でも見逃してしまうケースが多いと思われる．

一方，象牙質まで達した酸蝕症では，冷水痛や咬合痛，歯冠破折など，患者側でも認識しやすい症状があり，歯科医療側も，う蝕とは異なる臨床所見（う蝕の非好発部位において歯が溶けている，多歯面に拡散して歯が溶けているなど）を目の当たりにして酸蝕症の疑いを持つ．象牙質まで達する酸蝕症が複数歯および多歯面に認められる場合，その臨床対応は外科的（切削）介入が必要となり，痛みの改善や審美的回復だけでなく，咬合（機能）の回復が必要であって治療が複雑化する．この点，う蝕同様に早期の検出による重症化の予防を重視するのであれば，エナメル質段階の診断および臨床対応を細分化し，エナメル質段階の酸蝕症を見逃さずに介入していく必要がある．

CHAPTER 4
酸蝕症の病因とは

共同執筆 岩切勝彦（日本医科大学大学院消化器内科学分野教授）

酸蝕症の病因は，おもに胃食道疾患や持続性嘔吐が関与する「内因性」と
酸性飲食物の過剰摂取が関与する「外因性」に大別される．
日本人のライフスタイルおよび食生活習慣の変化にともない，
内因性因子である逆流性食道炎の増加，
そして外因性因子である酸性飲食物の過剰摂取の増加が注目されている．

introduction

酸蝕症は，歯を溶かす攻撃因子（病因）と，酸から歯を守る防御因子（唾液の保護など）のバランスのくずれから生じる．酸蝕症の病因は，おもに胃食道疾患や持続性嘔吐が関与する内因性と，酸性飲食物の過剰摂取が関与する外因性に大別される（表5）．

実際の酸蝕リスクは，個人の医学的背景や，生活習慣（食生活習慣，行動習慣など）により異なる．近年の酸蝕関連本では，酸蝕のリスクがとくに高いグループとして，①胃食道逆流症（GERD），②摂食障害，③アルコール依存症，④酸性飲食物の過剰摂取，⑤過剰なダイエット（菜食主義者など），⑥投薬（ビタミン剤など），⑦職業性（ワインテイスター，酒造製造業など）を挙げている[21]．しかしながら，現段階において各関連研究報告が少なく，その最終結論を出すに至っていない．個々の要因に関する詳細は，各章をご参照いただきたい．

表5 酸蝕症のおもな要因．

内因性 体の中から口腔内に出てくる酸
- 胃食道逆流症（GERD）
- 摂食障害（持続性嘔吐）
- アルコール依存症＊

＊嘔吐物に含まれる胃液を考慮し内因性に分類．
ワインなど酒の種類により外因性因子も関与する．

外因性 体の外から口腔内に入ってくる酸
- ●職業性因子
  - 過去：酸性ガスの吸引（メッキ工場・ガラス工場など）
  - 現在：ワインテイスター
- ●非職業性因子
  - 酸性飲食物の過剰摂取
  - 薬物・薬剤（ビタミン剤）

内因性因子とは

近年，日本人のライフスタイルおよび食生活習慣の変化にともない，逆流性食道炎の増加が指摘されている．食生活の変化は，胃酸分泌能に影響を及ぼすが，最初にそれら食品に触れる人体組織は歯であり，摂取する飲食物の種類や摂取方法次第では，歯と胃食道への健康に影響が及ぶことが推測される．胃液(胃酸)のpH値は強酸(食前空腹時pH値1.0～2.0)を示し，これが口腔内に逆流することで歯が溶け出す．具体的な関連疾患として，GERD(Gastro-Esophageal Reflux Disease)や摂食障害(拒食症・過食症)による持続的な嘔吐が挙げられる[22]．

胃液のpH値と滴定度は，外因性因子となる食事性の酸よりも著しく強いため，通常酸蝕症は重症化する．GERDや摂食障害のほか，反芻(少量の胃内容物が口腔内に逆流し再び嚥下する行為)，慢性アルコール依存症や妊娠による嘔吐など，胃酸の逆流に関連する医学的疾患は多数ある[22]．

4-1 胃食道逆流症，GERD
Gastro-Esophageal Reflux Disease

2015年に改定された「胃食道逆流症(GERD)診療ガイドライン」(日本消化器病学会編)において，GERDは胃食道逆流により引き起こされる食道粘膜傷害とまぎらわしい症状のいずれか，または両者を引き起こす疾患と定義されている[22]．すなわち，GERDは，胃酸(塩酸)とタンパク質分解酵素であるペプシンが食道内に逆流することにより，食道粘膜が損傷して炎症が誘発されるために発症するもので，その有病率は10％にもなることが推定されている．

また，GERDは，胃の内容物が食道に逆流して起こる疾患の総称であり，食道粘膜傷害(逆流性食道炎)があるものと，食道粘膜傷害は明確でないものの逆流により胸やけが生じるものとの両者を含む(図17)[23]．

ちなみに，食道にびらんや潰瘍などの粘膜傷害がなく胸やけを主たる不快症状とするものは，非びらん性胃食道逆流症(NERD：Non-Erosive Reflux Disease)に分類される．

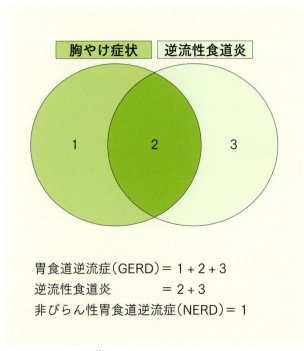

図17　各疾患の定義[23]．

CHAPTER4 酸蝕症の病因とは

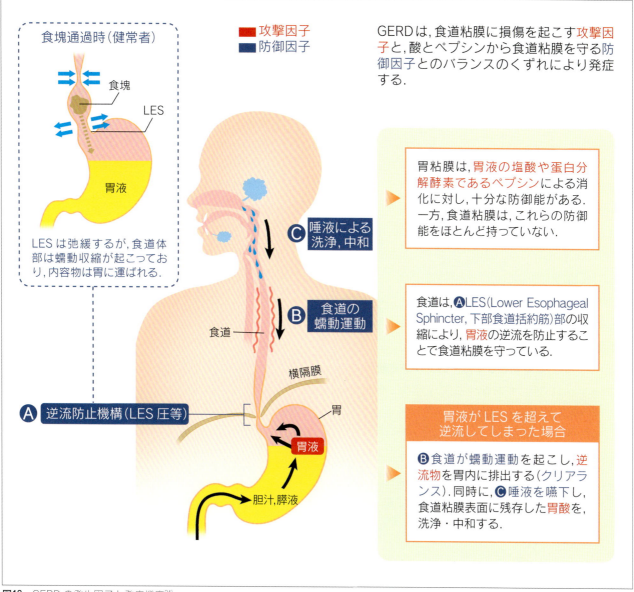

図18 GERDの発生因子と発症機序[24].

図18に，GERDの発生因子と発症機序を示す[24]．GERDは，食道粘膜に損傷を与える攻撃因子（胃液など）と，酸とペプシンから食道粘膜を守る防御因子（下部食道括約筋部の収縮など）とのバランスのくずれに起因し，食道内の過剰な酸曝露により生じる．

胃粘膜は，胃液（攻撃因子）の塩酸やペプシンによる消化作用に対し防御機構を有するが，食道粘膜は，これら防御能をほとんど有さない．食道は，下部食道括約筋（以下LES：Lower Esophageal Sphincter）部の収縮により，胃液の逆流を防止して食道粘膜を守っている（防御因子Ⓐ）．

また，胃液が食道内に逆流した場合には，食道が蠕動運動（消化器など臓器の収縮運動：内容物を移動させる役割を担う）を起こして逆流物を胃に排出したり（防御因子Ⓑ），唾液を嚥下することで，食道粘膜表面に残存した胃酸を洗浄したり中和する（防御因子Ⓒ）．

すなわち，GERDはおもにLES部の機能低下により生じる疾患であり，一過性LES弛緩（食道と胃との結合部である噴門が一時的に開いて胃にたまった空気を出す現象）による逆流と，低LES圧（LES圧の低値）による逆流の2種類が存在する．

一過性LES弛緩は，げっぷ（おくび：胃内の過剰な空気を口から排出する行為）のメカニズムであり，このメカニズムで多くの胃酸逆流が生じる．すなわち，胃が膨らん

031

PART1　酸蝕症を知る

だ状態で生じるため，多くは食後2〜3時間内にげっぷとともに逆流し胸やけ症状を引き起こす．この点，過食を避け，食事量を8分目摂取とすることで逆流自体を抑えられることも多い．

一方，低LES圧による酸逆流はまれで，重症逆流性食道炎患者では低LES圧による酸逆流もみられるが，酸逆流の多くは一過性LES弛緩にともない発生する[25]．

国内50代以降のGERD症状に関しては，ピロリ菌との関連性も指摘されている[26]．過去，日本人のピロリ菌感染者は多く，この場合胃粘膜の萎縮にともない酸分泌も減少することから，逆流が生じても胃酸関与が少なくGERDが起こりにくい状況であった．しかしながら，近年はピロリ未感染者およびピロリ除菌療法によるピロリ除菌者が増えたことから，GERDの好発年齢となる50代においても胃粘膜の萎縮が少なく，これが同世代におけるGERD発症原因となることが指摘されている．

GERDのおもな症状としては，胸やけや呑酸（口腔内に広がるすっぱい感じ）がある． GERDの診断は難しく，正確な診断には内視鏡検査が実施され，内視鏡検査だけでは判断が難しい場合には，食道内圧検査や24時間食道多チャンネルインピーダンス・pHモニタリングが行われる．ただし，スクリーニングとして内視鏡検査などを実施することは臨床上困難なことから，GERDをスクリーニングするための質問票が世界的に多数考案されており，国内ではFスケール問診票（frequency scale for the symptom of GERD）が活用されている[27]．

Fスケールは，日本人を対象に作成された日本独自の問診票で，「酸逆流感」や「胸やけ」などの酸逆流関連症状7項目と，「腹部膨張感」や「吐き気」など運動不全症状5項目との計12項目から構成される．これらの症状の頻度に関する質問に対し，5段階で回答し，その合計点を算出することでGERDに関する評価を行う（カットオフ値8点）．高齢者でも短時間で記入できる簡便性を有し，治療経過中の効果確認にも活用されている．

一般に，酸逆流は日中の食後に起こりやすく，また立位や座位で起こりやすく，仰臥位では起こりにくいことが報告され，夜間は，空腹であれば原則として逆流は起こりにくいものと考えられている[28]．

しかしながら，軽度の逆流性食道炎ではこの考えが当てはまるものの，重度の逆流性食道炎では日中食後の逆流に加えて，夜間にも長時間に及ぶ胃酸逆流が持続していることが明らかになっている[29]．夜間は唾液分泌が抑制されており，蠕動波が出現しないため，一度食道内に胃酸が逆流すると，同時間帯におけるクリアランス能（唾液による洗浄・中和作用）が低下しているため，長時間にわたり食道内が酸に曝露されることになる．

押さえておこう！

近年，日本人のライフスタイルおよび食生活習慣の変化にともない，逆流性食道炎の増加が指摘されている．胃液（胃酸）のpH値は強酸（食前空腹時pH値1.0〜2.0）を示し，これが口腔内に逆流することで歯が溶け出す．

4-2 食道外症状としての酸蝕症

「患者さんと家族のための胃食道逆流症(GERD)ガイドブック」(日本消化器病学会編)では，胃食道外症状の1つとして酸蝕症が明記され(図19)，胃食道逆流症と酸蝕症の関連性や歯の症状が記載されている[23]．北迫らが，東京都内で実施した疫学調査では，酸蝕症に分類した群の10.7%でGERDを認めたのに対し，非酸蝕症に分類した群のGERDは1.2%にとどまった(図20)．また，他の国内報告では，25%ほどの潜在性が疑われるほか，GERDと唾液分泌量低下との関連性を認めている[30]．Gudmundssonら(1995)は，14人の酸蝕症患者における口腔内および食道末端pHを測定した酸蝕症は，中等度から重度に評価された[31]．食道pHはLESの5cm上部で測定し，21%の患者で病的なGERDがみつかった．

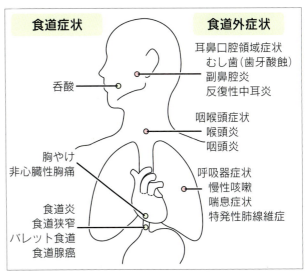

図19 「食道内酸逆流で起こる症状と病変」[23]．なお，「むし歯」の表記は誤り．

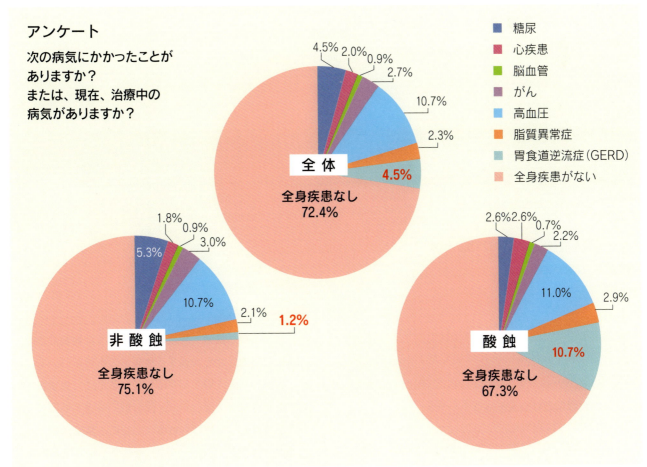

図20 逆流性食道炎と酸蝕症の関連性(北迫らが行った疫学調査より)．

口腔内 pH 値が低い値を示す期間も観察されたが，2つのことが同時に起こることはなかった．Gudmundssonらは，酸蝕症は，GERD よりも唾液酸緩衝能の低下により生じていると結論付けている．

一方，Bartlett ら(1996)は，対照試験において，36人の患者の口蓋側における酸蝕症について評価した[32]．10人の tooth wear のない被験者または GERD 症状のない被験者と比し，口腔内 pH が同時に測定された．その結果，23人(64%)の被験者において GERD が疑われ，そのうちの16人は胃食道逆流の症状を認めたものの，残り7人はいかなる症状も訴えず，潜在性逆流の可能性が指摘されている．

一方，GERD に関連する酸蝕症は，嘔吐物と接触しやすい上顎前歯部・臼歯部の口蓋側が溶解することが多く，重度症例では下顎臼歯部咬合面にまでその影響が及ぶこともある．嘔吐した際，多くの場合はすぐに口腔外へ排出することができず，一定時間口腔内に嘔吐物がとどまることになる．この場合，嘔吐物と直接接触しやすい歯面が影響を受けることになり，舌の保護作用が比較的及びづらい上顎前歯部口蓋側が主として影響を受けるものと考えられる．

また，嘔吐物が多い場合には，窒息を回避するために反射的に舌が挙上することで嘔吐物が上顎口蓋側に接触しやすくなる．初期酸蝕段階では，エナメル質表層の軟化に至り，上顎前歯部口蓋側におけるエナメル質の実質欠損として観察されるが，酸蝕の進行にともない，小臼歯や大臼歯における口蓋咬頭や表層部も含まれるようになる．最終的に，大臼歯咬合面やすべての歯の頬側面に及ぶ酸蝕は歯質欠損を生じ，極度な状況下では胃酸により歯冠部が崩壊する結果に至る可能性もある．

内因性酸蝕症はしばしば重症化し，歯質欠損部に対して広範囲な修復・管理が必要となる．このような症例では，全顎的な咬合改善ならびに術後管理が必要となるため，処置全体が複雑で長期化する傾向にある．MI 概念（→ P85〜86参照）が重要視される現代では，酸蝕症を対象とした修復治療（切削介入）の第一選択はコンポジットレジン修復になるであろう．しかしながら，重症化した酸蝕症例における修復・補綴の境界は定かではない．今後，コンポジットレジンを用いた大型修復の長期予後成績も含め，その外科的介入手法や評価法に関する検討が必要である．

4-3 GERDへの対応・管理とは

GERD には，下記の3つの対応法・管理方法がある．
①**生活習慣を改善し投薬を行わない治療**
②**投薬**
③**手術**

1 生活習慣を改善し投薬を行わない治療

● GERD 管理における食生活習慣の改善

前述の GERD 患者ならびに家族向けに公開された「患者さんと家族のための胃食道逆流性(GERD)ガイドブック」では，日常生活上の注意点が紹介されている[23]．もともと，口から食道・胃まではつながった器官であり，同部を口腔内外から通過する酸曝露の影響について，医科・歯科各々の立場から対応しているため，生活習慣に関する記載内容に関しては，両分野に共通する部分が多いのが特徴として挙げられる．とくに，**食生活習慣への注意点(指導内容)に関しては，酸蝕症予防対策と酷似する内容が多く含まれ興味深い**．すなわち，GERD では，

CHAPTER4 酸蝕症の病因とは

表6 GERDの原因に関与する食生活習慣.

❶ **摂取食品が胃酸分泌を増やしたり一過性LES弛緩を誘発して逆流を起こす食生活習慣**

　　高脂肪食，チョコレート，アルコール飲料，たばこ，
　　暴飲暴食，早食い，炭酸飲料

❷ **食品そのものが食道粘膜を刺激して不快症状を起こす食生活習慣**

　　アルコール飲料，酢の物，和菓子，飴，酸度の高い柑橘系果実，
　　トマト，スタミナドリンクや果実ジュース

ほとんどの患者が食事中や食後に胸やけなどの症状を発するが，その原因として，❶摂取食品が胃酸分泌を増やしたり，一過性LES弛緩を誘発して逆流を起こすことや，❷食品そのものが食道粘膜を刺激して不快症状を起こすことを挙げている．

また，注意すべき飲食物や摂取方法に関しては，上記❶の原因として，高脂肪食，チョコレート，アルコール飲料，たばこなどが挙げられている．とくに，高脂肪食はGERD管理上注意を要する．高脂肪食を摂取すると，げっぷを起こすコレシストキニンが十二指腸から分泌され，同ホルモンがげっぷに関与する神経系に直接作用することで一過性LES弛緩を誘発するとともに，コレシストキニン自体が胃の排出機能を遅延させるため胃が伸展する結果，げっぷが生じやすくなる．この他，暴飲暴食，早食い，炭酸飲料は一過性LES弛緩を引き起こし，逆流の原因となることが指摘されている．さらに，上記❷の原因となるものとして，アルコール飲料，酢の物，和菓子，飴，酸度の高い柑橘系果実，トマト，スタミナドリンクや果実ジュースが挙げられている（表6）．

> **押さえておこう！**
> 嗜好品を含めた医科・歯科両分野共通の食生活習慣指導が，胃食道逆流症（GERD）のみならず，酸蝕症の予防対策になりうることが示唆される．

ガム咀嚼による胃食道クリアランスの向上

　歯科同様に，ガム摂取は，GERD症状の管理上，適切な管理手法として用いられている．すなわち，シュガーレスガムを咀嚼することで，刺激唾液の分泌を促し，嚥下頻度を増加させ，食道内の逆流に対するクリアランス能の向上を図るものである．すでに，いくつかの研究において，ガムを摂取することで，食道ならびに咽頭部のpHが上昇することが観察されており，胃食道逆流から食道を保護する上で重要であることが報告されている[33,34]．このため，ガム摂取はGERD管理の上で，保存的手法として付加的に活用することができる．

　唾液による保護作用は，おもに①洗浄作用と②酸緩衝能作用であり，唾液分泌量が増加することでこれらの作用も増強される．唾液には，ふだん口腔内に存在する安静時唾液と，食事など一定の刺激により分泌される刺激唾液の2種類が存在する．一般に，安静時唾液は，口腔内の乾燥防止に重要な役割を果たし，これにより細菌感染から守られるほか，舌を含む各組織が円滑に機能することで発声・会話を円滑に行うことができる．また，唾液の洗浄効果により軟組織・硬組織の細菌感染防止に役立つほか，歯面上のペリクル形成に関与することが示唆されている．

　一方，刺激唾液は，安静時唾液同様の洗浄機能を果たすほか，耳下腺由来の重炭酸イオンを高濃度に含有することで高い酸緩衝能を有し，食後酸性に傾く口腔内環境の即時改善に役立つことが知られている．このため，ガム摂取により，刺激唾液の分泌を促す行為は，唾液の洗浄機能ならびに酸緩衝能を向上させ歯を守るだけでなく，嚥下にともないその先につながる食道へ作用することにより胃食道を保護することになる．胃食道逆流疾患の症状（兆候）も食後に出やすいことを考慮すると，この刺激唾液による保護作用が重要な役割を担う可能性が高い．

　なお，ガム食材は，飲み込むことがないため，飴やグミなどの他の食材よりも長時間口腔内に留まることが可能となり，このためより多くの刺激唾液分泌を促すことが期待できる．また，国産ガムは味もちがよいのが特長として挙げられ，この点も，長時間唾液が歯と食道に作用する上で重要な役割を果たしている．

表7　GERDの処方薬.

薬剤名	ジェネリック（一般名）	
従来型プロトンポンプ阻害薬（PPI）		
オメプラール	オメプラゾール	世界初のプロトンポンプ阻害薬
タケプロン	ランソプラゾール	OD錠や注射剤など用途に合わせ選択可能
パリエット	ラベプラゾール	他の薬剤との相互作用が少ない
ネキシウム	なし	オメプラゾールの改良薬
カリウムイオン競合型アシッドブロッカー		
タケキャブ	なし	日本で開発・即効性・強い作用・個人差少ない

2 GERDにおける投薬処置

一般的に，胃酸分泌を抑えることを目的として，PPI（プロトンポンプイヒビター）を第一選択薬とした処方が行われる（表7）．PPIは，壁細胞内に存在するプロトンポンプに共有結合して，すべての刺激に対する壁細胞の胃酸分泌を強力に抑制することができる薬剤である[26]．日中食後の胃酸分泌抑制作用が強力で，連続投与しても作用の減弱がない点が特徴と言える．初期に開発されたPPI（オメプラゾールなど）は，薬効における個人差が指摘されたが，後期型のPPI（ラベプラゾールなど）では薬剤の改良により改善されている．

2015年3月，薬の即効性や薬効の個人差減少を目的とした新たな胃酸分泌抑制薬（カリウムイオン競合型アシッドブロッカー：ボノプラザン，商品名タケキャブ）が発売され，2016年3月より逆流性食道炎の維持療法などにおける長期投与が可能となった．わが国で開発されたカリウムイオン競合型アシッドブロッカー（Potassium-Competitive Acid Blocker：P-CAB）は，従来型PPIとは異なり，プロトンポンプをカリウムイオン競合的に阻害し，早期に，強い胃酸分泌抑制作用がある．とくに，医学臨床の場で問題点となっている重症型逆流性食道炎に対する効果に優れ，今後同重症型における第一選択薬となる可能性が高い[35]．

国内における胃食道逆流症患者は増加傾向にあり，歯科医院を受診する機会も増えているものと考えられる．歯科初診時の問診票に，表7に挙げられるような薬剤名が記載されていた場合には，患者からの事前申告がなくとも，胃食道逆流症および酸蝕症を疑って口腔内検査にのぞむよう心がけたいものである．

この他，同じく胃酸分泌を抑えることを目的としたH$_2$受容体拮抗薬（ガスター）もあるが，PPIの方が有効で長時間効果が持続する．

3 手術

一般的に，PPIなどの投薬を行っているにもかかわらずGERD関連症状により患者の生活の質（QOL）が障害されている場合や，短食道，食道狭窄，食道裂孔ヘルニアなど解剖学的異常をともなう場合に手術適応となる．手術のアプローチとしては，おもに腹腔鏡下手術が施行される．

4-4 医歯連携疾患としてのGERDと酸蝕症

胃液（胃酸）は食道を通じて上昇し，口腔内に入りこんで内因性の酸蝕症を生じる．胃液の酸は，食事性の酸（酸性成分）よりも著しく強く，しばしば重篤な酸蝕を引き起こし拡散する．歯科医師は，すぐには患者症状として現れないが，臨床上評価するべき逆流などの内因性因子について常に心に留めておく必要があり，その存在に気づかねば見逃すことになる．

この点，**患者が関連薬品を投薬されている場合には，GERDを疑い，おもな発症部位となる上顎前歯部口蓋側における酸蝕の有無をチェックするべきである．**

なお，歯科側でGERDの疑いを認識しても根本的な解決には至らない．GERDの食道外症状として位置づけられる酸蝕症は，医科・歯科が連携で取り扱うべき喫緊の課題であり，双方の専門科による共通の問診票の策定や相互紹介システムの構築などの具現化が望まれる．

すでに歯周病が医科・歯科両分野に関連する疾患として認知されているように，GERDと酸蝕症に関しても医歯連携疾患として対応していく必要がある．

PART1 酸蝕症を知る

4-5 摂食障害と酸蝕症

　酸蝕症と関与する嘔吐は，乗り物酔いなどの一過性嘔吐ではなく，**摂食障害が原因となる持続性嘔吐が挙げられる**[21]．嘔吐とは，なんらかの刺激により胃内容物が食道ならびに口腔内に逆流し，最終的に口腔外へ排出される行為を示す．摂食障害は，心理的な要因による食行動の異常を呈する精神疾患の1種で，**おもに神経性食欲不振症と神経性過食症とに大別され，一般的には前者は「拒食症」として，後者は「過食症」として知られている．**

　摂食障害を持つ患者と酸蝕症の関連性に関して，いくつかの報告がある．**一般的に存在する特徴は，上顎前歯部口蓋側における酸蝕所見であるが，臼歯部においても同様に認められる**．口蓋側酸蝕の臨床所見は，ペレーモライシス（perimylolysis）として最初記載された（舌が接触する口蓋側・舌側に認められる重篤な酸蝕で，自己誘発性嘔吐による胃内容物が舌によって口蓋側にすりつけられた結果生じる）（**図21**）[36]．

　なお，慢性アルコール中毒と酸蝕症との関連性も報告されているが，その要因としてアルコール飲料摂取のほかに，持続的な嘔吐やアルコール誘発性胃食道逆流が考えられ，現状は関連報告数も少なく詳細は定かではない．ちなみに，北迫らの疫学調査では，70歳以上の高齢者グループにおける寝酒行為と酸蝕症との関連性が見出されている（→P56，**図30**参照）．

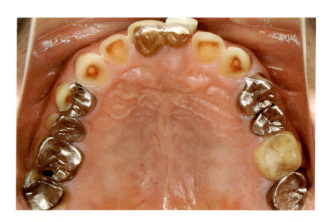
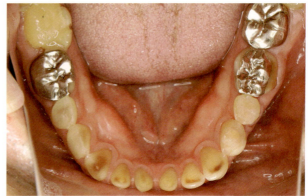

図21　摂食障害患者の口腔内．口蓋側・舌側に重篤な酸蝕症がある．
（写真提供：高垣智博先生）

> 押さえておこう！
>
> ### 医学分野へ紹介する際の注意点
> 　胃食道逆流性疾患と摂食障害（拒食症・過食症による持続性嘔吐）は，同じく酸蝕症の内因性因子であるが，医学分野では全く別な疾患として扱われている．すなわち，<u>胃食道逆流性疾患であれば消化器内科へ，摂食障害（拒食症・過食症による持続性嘔吐）であれば心療内科（または過食症として内分泌内科）へ各々紹介する必要がある．</u>

Column 食道にも知覚過敏が存在する

　胸やけ症状に対し，食道内圧検査や24時間食道多チャンネルインピーダンス・pHモニタリングなどが専門医療機関において実施されることで，逆流性食道炎だけでなく，逆流など不快症状はあるものの，内視鏡検査で粘膜傷害を認めない非びらん性胃食道逆流症（NERD）や，逆流とは関係なく胸やけ症状が起こる機能性胸やけなどの存在が明らかになっている．

　また，NERDは，酸逆流以外にも多くの因子が複雑に関与するほか，健常者では症状をきたすことのない，弱酸，非酸逆流および短時間逆流でも症状が発現する食道知覚過敏を有することが知られており，酸だけではなく，液体逆流による知覚過敏や，機械的刺激などに対する感受性が亢進しているものと考えられている[37]．

　Iwakiriら（2009）[38]は，PPI抵抗性GERD患者において，GERD症状と24時間食道多チャンネルインピーダンス・pHモニタリングを同時に行い，胃酸の逆流により生じているGERD症状は10%前後で，その他では知覚過敏の存在による空気・酸以外の液体逆流などによった症状が出現することを報告している．

　歯科医師は，食道にも知覚過敏が存在することを認知し，患者が胸やけ症状を訴える場合には，すぐにGERDと決めつけず，消化器内科など専門医師と連携し対応していく必要がある．

外因性因子とは

外因性因子としては，職業性因子および非職業性因子(酸性飲食物，薬剤)に由来する酸が挙げられる(→P29，**表5**参照)．

かつては，メッキ工場など酸性ガスの吸引による職業性因子が主たる病因であったが，現在では酸性飲食物の過剰摂取が主流と考えられている．すなわち，かつては特殊な歯の疾患と考えられていた酸蝕症が，日常的に起こりうる歯の疾患へと変化している．

4-6 職業性因子

かつて，歯の酸蝕症として，メッキ工場，バッテリー工場など，酸性ガスの吸引による職業性酸蝕が挙げられていた．1980年代，日本口腔衛生学会・産業衛生研究部会が作成した書籍では，歯科領域の職業病としての「歯牙酸蝕症」を，職業に起因するものとし，産業職場において発生した「酸のガス，またはミストが直接歯牙に作用して，歯牙の表面の脱灰をきたし，表面の白濁および欠損を生じたもの」として定義している[39]．

労働安全衛生法に，歯科医師による健康診断を行う規定があり，同政令で定める有害な業務として，「塩酸，硝酸，硫酸，亜硫酸，弗化水素，黄りんその他歯又はその支持組織に有害な物のガス，蒸気又は粉じんを発散する場所における業務」とされていた．具体的な報告例としては，メッキ工場，バッテリー工場，化学工場，肥料工場，火薬工場，硫黄鉱山などが挙げられ，その罹患状況は各産業により異なるものの(おおよそ10～90％)，平均的に20～40％ぐらいの発生率とされていた[40]．

この酸化合物を取り扱う労働者に発生する職業病としての歯牙酸蝕症は，当時の労働大臣が指定する単体たる化学物質および化合物と，同大臣が定める疾病を定める告示により，無機の酸およびアルカリの障害として，皮膚障害，前眼部障害，気道障害などとともに挙げられていた．しかしながら，現代では，労働法規の整備や産業医の介入により，職場管理および作業管理が進み，また労働者自身の意識も向上したことから，これらの問題は改善されている．

なお，現代の職業性因子としては，ワインテイスターが挙げられている．ワインは，果実由来の酸性成分のほか，酒石酸やリンゴ酸を含み，pH3.0～4.0を示すほかカルシウムやリン濃度も低い．また，ワインテイスターは，1シーズンで数多くのワインを試飲するほか，数秒間に渡り口腔内に保持し口全体に行きわたるように移動させる試飲方法(swishing)は，ワイン摂取による酸蝕リスクをさらに増加させるものと考えられている．海外文献では，ノルウェーにおけるワインテイスター(18名，平均年齢39歳)と一般者(30名，平均年齢39歳)の酸蝕状況が調査され，ワインテイスターのほうが有意に高い罹患率を示したことを報告している[41]．

一方，日本では，黒酢やリンゴ酢など国際的に珍しい飲酢の食文化があり，健康食品やダイエット商品としてさまざまな商品が販売されているほか，ワインバーならぬお酢バーも展開されている．これら食品業界に専門職として従事し，ワインテイスター同様に試飲行為を繰り返す場合には，酸蝕症が生じる可能性がある．

4-7 非職業性因子——酸性飲食物の過剰摂取

　現代社会における酸蝕症の最大のリスク因子は，酸性飲食物の過剰摂取である．これは，国内外で共通した問題であり，また身近な飲料・食品が関与することから，性別・年齢関係なく関与する．この点が，好発年齢を有するう蝕・歯周病と大きく異なる点であり，酸蝕症を含む tooth wear が第三の歯の疾患として位置づけられる所以である．我々歯科医療者は，歯科の各専門分野を超えてこの疾患と対峙する必要があり，また前述の内因性因子との関連からは，医学領域とも積極的に連携する必要がある．

　一般に，酸性飲食物の酸蝕能は，pH値，緩衝能ならびにカルシウムやリンなど各種イオン濃度などにより決まる．過去多くの関連研究において，各因子と酸蝕能との関連性が比較検討され，pH値が比較的高い相関性を示している[42]．北迫らが，市販飲料140種のpH値を実際に測定した結果，75%の飲料がエナメル質臨界pH値(pH5.5，う蝕を想定した値)を下まわる値を示した(→ P13，**図2**参照)[3]．これら飲料のなかには，小児から成人，高齢者まで，さまざまな世代が摂取する商品が含まれ，そのほとんどが24時間好きなときに好きなだけ購入できる状況にある(たとえ子供であってもスーパー，コンビニ，自動販売機で自分で購入し口にすることになる)．

　また，市販飲料の商品形態が瓶・缶からペットボトルへ変更されたことにより，いつでも好きな場所へ持ち運べるようになったことの影響も大きい．とくに，熱中症対策として，こまめな水分補給が必要とされる現代社会では，ペットボトルの酸性飲料を口にする機会が増加している．さらに，糖分・糖質ゼロなど，いわゆるゼロ系飲料の開発・市販化が進むなか，味の決め手となる酸味料に関しては成分変更が施されていない．

　つまり，**酸性飲料の歯に与える影響が，消費者(個人レベル)でも，生産者(社会レベル)でも十分に理解されないまま，販売拡充され大量に消費されている．ここに，酸蝕症の最大のリスク因子として，酸性飲料を中心とした酸性飲食物の過剰摂取が挙げられる背景がある．**

　また，柑橘系に代表される酸性果実ならびに調味料などについても，同様にpH値を実際に測定した結果，身近に存在する多くの食品が，エナメル質臨界pH値(う蝕を想定した値)を下まわる値を示した．一方，和食の代表である醤油や味噌汁は，同臨界pH値に近い値を示していることから，わが国において長らく酸蝕症が問題視されてこなかった要因として，近年の食生活の変化が大きく影響しているものと考えられる(**図22**)[43]．

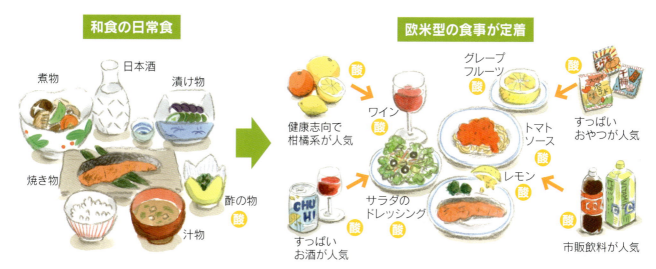

図22　食生活の欧米化と健康志向により酸の摂取は増加傾向にある．

PART1 酸蝕症を知る

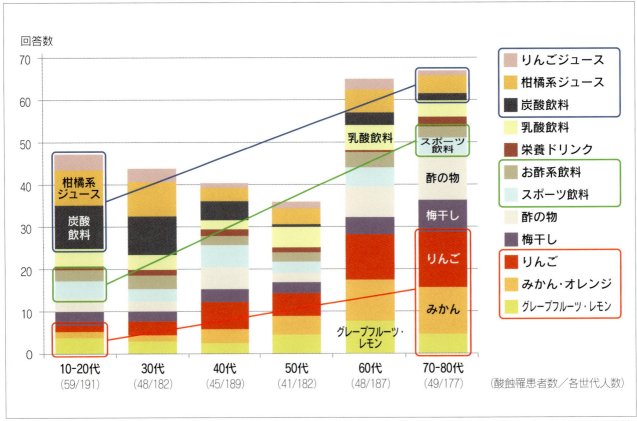

図23 「酸蝕症の症状あり」に分類された被験者の,酸性飲食物摂取割合の世代別積み上げ棒グラフ(重複回答を含む).10～30代では炭酸飲料・柑橘系ジュースなど酸性飲料をよく飲み,60～80代では果実などの酸性飲食物が多く食べられている.また,黒酢などお酢系飲料やスポーツ飲料はどの世代でも飲まれている.

押さえておこう!

食生活習慣における世代間の差　酸蝕症患者の好みに注意!

　酸蝕症が全世代を対象とした疾患であり,対象とする患者の年齢(世代)により食の好みが変化することから,酸蝕症患者世代間の食生活習慣の違いについて知る必要がある.筆者らの疫学調査のアンケート調査結果では,食生活習慣に関する世代間の違いが顕著であった(図23).すなわち,10代～30代では炭酸飲料・柑橘系ジュースなど酸性飲料をよく飲み,60代～80代では果実や梅干し,酢の物など酸性食物をよく食べる傾向が認められた.

酸蝕症の臨界pH値について

近年，う蝕・酸蝕症間でその発症メカニズムが異なることから，エナメル質臨界pH値も異なることが指摘されている．最近の酸蝕歯関連書籍によると，酸蝕症の場合，各種飲食物固有のエナメル質臨界pH値は，計算上pH3.9～6.5を示し，一定の値とはならないことが示唆されている[8]．また，その理由として，算出される臨界pH値が，カルシウム，リンおよびフッ化物濃度に依存し，リン濃度が測定できない場合や濃度不明な有機酸に関しては代用値を用いたことなどを挙げている．

そもそも，臨界pHとは，ある特異的な固体，たとえばエナメル質ミネラルに対して，ちょうど飽和状態にある液体のpH値を示す．これは，ある特異的な液体が臨界pH値よりも低いpH値を示す場合，その液体は関連する固体に対して不飽和と考えられ，同固体の溶解が生じる可能性を意味している．一方，同pH値が臨界pHよりも高い場合には，同液体は関連する固体に対し過飽和であり，ミネラルの沈着物が生じる傾向にある．臨界pHは，対象とする固体の溶解性と，液体の関連するミネラル組成濃度の両方に依存している．

歯の場合，基本的組成は，カルシウム，リンなどがあり，これらのミネラル成分は液体の飽和度に関与する．う蝕の場合，プラーク液が臨界pHを算出する際の関連溶液となり，プラーク中のカルシウムおよびリン平均濃度値を基準としてエナメル質臨界pHはpH5.5～5.7に算出されている．定義上，酸蝕症は，プラークの存在しない口腔環境下における歯の溶解であるため，前述のプラーク液組成から算出された臨界pHは基本的には適応できない．

また，酸蝕症の場合，関連液体は，酸蝕能を有する酸性液体そのものであり，計算上考慮される各種ミネラル濃度は個々の酸性液体により異なる．このため，酸蝕症における臨界pH値は，計算上一定値を示さず，液体ごとにさまざまな計算値を示す．なお，上記酸蝕症関連書籍では[8]，各種酸性飲料の臨界pH値が3.9～6.5を示したことから，「**もしpH値が正確に3.9以下の場合，その液体はエナメル質に対して不飽和である可能性があることを心に留めておく必要がある**」とも記載している．

一方，上記飽和度の理論に従えば，酸性液体中のミネラル濃度が高い場合には，たとえpH5.5以下であろうとも，その液体は歯のミネラル成分を溶解することはない．実際，Mitaらが，市販小児用りん

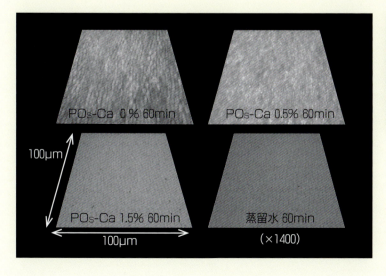
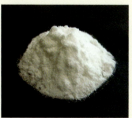

POs-Ca 粉末

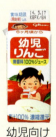

幼児向け市販飲料

図24 pH3.6を示す市販小児用りんごジュースに水溶性カルシウム素材（Pos-Ca）を添加したところ，エナメル質酸蝕が抑制されていることが確認された[44]．

ごジュース(pH3.6)に，食品素材として水溶性カルシウム素材(リン酸化オリゴ糖カルシウム：POs-Ca, Phosphoryl Oligosaccharides of Calcium)を添加した場合，添加後のジュースがpH4.3を示したにもかかわらず，無添加時に観察されたエナメル質酸蝕が抑制されていることが確認された(図24)[44]．この際，りんごジュースに添加したカルシウム量は1.5%であり，味に影響が少ないことから，酸蝕能抑制を目的とした市販酸性飲料への水溶性カルシウム素材の添加は有効であると考えられる．

一方，海外 in vitro 報告では，カルシウムのみならずフッ化物イオンを共存させることで，溶解する歯質ミネラルを再石灰化により保護する試みも検討されている[45]．すなわち，pH4.1のオレンジジュースが，エナメル質に対して150μmの脱灰深さを示すのに対し，フッ化カルシウムとの共存により50μmまで減少し，その脱灰様相も表層消失ではなく，表層の残存する初期う蝕病巣に類似した所見を呈したことを報告している．

現在のところ，酸蝕症の臨界pHに関する統一した見解は得られていない．このような状況下において，本書では，う蝕を想定した臨界pH値を参考値として記載した．今後，酸蝕症の発症・進行に関する長期的な疫学調査結果から，各種酸性飲食物と酸蝕症罹患状況が比較検討され，飲食物間で臨界pH値にある程度の分布(バラツキ)があろうとも，臨床上おおよその目安が提示されることが必要と思われる．

Column なぜ市場には酸性飲料が多いのか？

「なぜ市場には酸性飲食物(とくに飲料)が多いのか？」．平成24年に開催された東京都千代田区保健大会において，愛知徹也先生が1つの考えを示された[46]．すなわち，食品衛生法により，清涼飲料水の滅菌条件は飲料自身のpH値により異なることが定められており(表8)，pH値が低い(酸性度がより強い)飲料ほど加熱条件がゆるやかであり，加熱できない飲料ほどpH値が低く酸性度が強いという見解である．これは，歯科領域においても強酸性水が殺菌に使用されるように，pHの低い酸性飲料は飲料そのものに殺菌力があるため，加熱殺菌条件がpH値の高い飲料よりも比較的ゆるやかになるためである．

また，「製造業者や監督省庁に言わせれば"多くの飲料が酸性なのは製造者責任を果たしているからで，多飲して酸蝕症・酸蝕歯になるのは消費者の勝手である"ということになるのでしょう」とのコメントも寄せられ，健康な歯を守るため，歯科界が酸蝕症の危険性を理解し患者指導にあたるとともに，社会全体へ訴えていく必要性が示された．

表8 清涼飲料水の製造基準(食品衛生法 厚生省告示第213号より，一部省略)．

製造基準		保存基準
pH 4.0未満	65℃，10分 同等以上	なし
pH 4.0 – 4.6	85℃，30分 同等以上	なし
pH 4.6以上	120℃，4分 同等以上	なし

4-8 非職業性因子——薬剤による影響

　酸性薬剤と酸蝕症との関連性が報告されている[47]．具体的な薬剤としては，（頭痛薬など鎮痛剤として）アスピリン，ビタミンCならびに鉄分サプリメント（鉄欠乏性貧血予防として）が挙げられている．これら，酸性薬剤による酸蝕症の発症には，薬剤と歯が接触する時間・頻度が重要であり，**常用または長期間飲むことで酸蝕リスクが増加する**．また，論文報告数が少ないものの，小児喘息に用いられる薬剤と酸蝕症との関連性に関しても報告されている．さらに，薬剤による副作用によって，胃食道逆流や唾液分泌低下が誘発される場合には，酸蝕症リスクが高まるものと考えられる．

　ビタミンCは，国内外で広く汎用され，錠剤タイプ・顆粒タイプから飲料タイプまでさまざまな販売形態を有する．製造メーカーによりpH値の違いはあるが，どの形態であれ酸性度が強いことが指摘されている[47]．飲料タイプの場合（→ P13，図2参照），前述の酸性飲料同様の現象が口腔内で起こりうる可能性が高い．また，顆粒タイプでは口腔内で溶けきらず，顆粒が咬合面，歯間や歯肉溝付近に残留した場合の影響が懸念される．図25に，市販顆粒タイプの一例を示す．水道水（pH6.9）へ溶解した際のpH値はpH4.1を示し，その溶液中には溶解しきれない顆粒の残存が確認された．

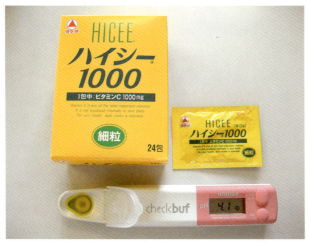

図25　ビタミンCの顆粒タイプの一例．顆粒が溶けきれず咬合面，歯間や歯肉溝付近に残留した場合の影響が懸念される．

4-9 その他の非職業性因子

　菜食主義などの食生活習慣では，通常の食生活よりも多くの野菜と果実を摂取することから，酸蝕症のリスクが高いものと考えられている[48]．一方，ヨーグルトなど乳製品と酸蝕症との関連性に関しては未だ議論の余地がある．北迫らの疫学調査では，加齢にともなう経年的なヨーグルト摂取量増加を認めたものの，酸蝕症罹患率との関連性は認められなかった．

PART1 酸蝕症を知る

防御因子とは──唾液のチカラで歯を守る

　酸蝕症の発症機序において，**唾液は保護因子として重要な役割を担う**．それは，内因性でも外因性でも変わらず，同様に重要な保護作用であり，①唾液分泌による口腔内の洗浄効果と，②唾液酸緩衝能による酸の中和効果に大別される．

　どちらも，酸蝕症から健康な歯を守るうえで重要であるが，北迫は唾液特有の効果として，後者②に注目している．すなわち，前者①の洗浄効果であれば，中性液体でもある程度の洗浄効果が望めるものの，中和効果は期待できない．

　前述の通り，**エナメル質酸蝕の発症メカニズムに対する現代の考え方は，エナメル質表面にとどまらず，（う蝕同様）表層下部にまで及ぶものとして考えられており**，この考えに従うと，歯の表面のみを洗浄しただけでは，歯の内部（エナメル質結晶間）などにしみこんだ酸が残留することになる．すなわち，中和作用のない中性液体（飲料）による洗浄のみでは，エナメル質表層部の脱灰を止めきれていないことになり，唾液のような酸緩衝能を有する液体により，洗浄のみならず，表層部を中和していくことが必要となる．

　無論，通常，口腔内エナメル質の表層にはペリクル（獲得被膜：薄い無細胞のバイオフィルム．細菌が存在しておらず，口腔内の硬組織および軟組織両者を保護し，選択透過性のバリアとして機能する）が形成されているため，酸に曝露した直後からエナメル質酸蝕が生じる可能性は低いが，繰り返される酸摂取により同ペリクルが崩壊することで，その後，酸が直接歯面に到達することになる．

　唾液作用に関する *in vitro* データを示す（**図26**）．抜去牛歯からエナメル質サンプルを切り出し，鏡面研磨後，コーラ飲料に1分間浸漬した場合と，コーラ飲料と刺激唾液（→ P36参照）を等量混ぜた液体に1分間浸漬した場合の酸蝕状況を，全焦点3D表面形状測定装置で観察した．その結果，唾液が存在することで酸性飲料のエナメル質酸蝕能が抑制されていることがわかる．すなわち，口腔内で唾液流路が確保され，その作用が十分に及ぶ部位では，唾液による保護が期待できる．

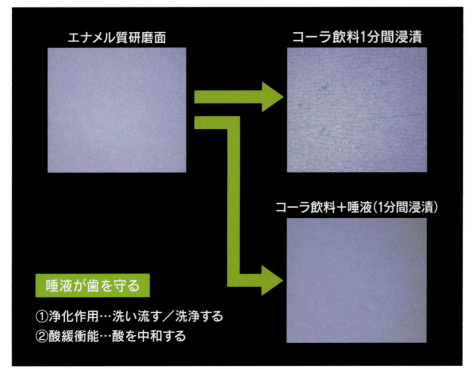

図26　唾液の保護作用に関する *in vitro* データ．抜去牛歯エナメル質サンプルを鏡面研磨後，コーラ飲料に1分間浸漬した場合と，コーラ飲料と刺激唾液を等量混ぜた液体に1分間浸漬した場合の酸蝕状況を3D表面形状測定装置で観察．唾液のないコーラ飲料浸漬では，エナメル質研磨面が酸蝕されハイドロキシアパタイト結晶構造が確認されるのに対し，唾液と混ぜたコーラ飲料浸漬では酸蝕が抑制されている．

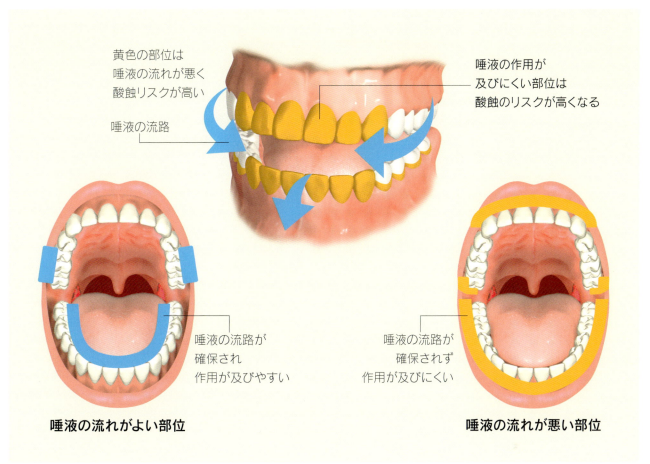

図27　唾液の流路.

　一方，口腔内において唾液作用が及びづらい部位が存在することを考慮する必要がある（図27）．この部位間における特異性は，唾液腺開口部位や頰粘膜および舌運動の違いにより生じるものと考えられるが，う蝕好発部位と重複することからも唾液作用の重要性が理解できる．

　なお，**唾液作用が及びづらい状況としては，上記唾液流路の違いのほかに，だらだら飲み・チビチビ飲みに代表される高頻度な酸曝露が挙げられる．デスクワーク時，運転中，スポーツ時など，高頻度に酸性飲料を摂取する**ことで，酸曝露と唾液作用間における攻撃・保護のバランスがくずれ，酸蝕症が生じることになる．

　歯科医療従事者は，唾液の保護作用を十分に理解した上で，患者の生活習慣指導にあたるとともに，唾液流路を考慮し，口腔内診査においては，酸蝕症の生じやすい部位を重点的に診ることで酸蝕サインを見逃さないように心がけたいものである．

PART2
酸蝕症を診る

CHAPTER 5
酸蝕症を診断するには

酸蝕症は，視診だけではとらえにくい疾患である．
口腔内診査では初期症状を視診でとらえるスキルが問われるとともに，
診断には，酸蝕症に至った履歴の把握もたいへん重要であり
患者への問診が貴重な手がかりとなる．
ここでは当方の疫学調査結果をふまえた問診票をご提案したい．

introduction
生活習慣・全身状態の把握を

　酸蝕症は，う蝕および歯周病と異なり，視診や触診などの口腔内診査だけでスクリーニングができる疾患ではない．もちろん，口腔内診査は酸蝕症を診断するにあたり重要な診断基準になることに変わりはないが，個々の患者の生活背景や食生活習慣，医学的病歴が重要な因子となる．このため，口腔内診査に加え，患者の持つ生活背景などのさまざまな因子を加味した臨床評価が必要となる．

　酸蝕症の診断においては，視診を中心とした診断スキルに加え，個々の患者から生活習慣やGERD・摂食障害を含む全身状態まで深く聞き出せるコミュニケーションスキルが必須となる．診断スキルでは，見逃しがちなエナメル質段階の鑑別が必要であり，問診事項では，精神疾患などのナイーブな質問に対し，口頭だけでなく問診票を活用して個人状況を把握することが重要となる．

> **押さえておこう！**
> 酸蝕症の診断には，口腔内診査のスキルに加え，患者の持つ生活背景や全身状況などの因子の把握が欠かせない．付録シート3の問診票と関連資料を，患者とのコミュニケーションにお役立ていただきたい．

5-1 口腔内診査だけではわからない

　口腔内診査においては，前述の唾液流路不良部位（→P47，図27参照）を中心に，全歯面に目が行き届くよう配慮する．酸蝕症は，酸が曝露する歯面すべてがその診査対象であり，**う蝕の3大好発部位（歯頸部・隣接面・咬合面裂溝部）のように限局的なものではなく**，（隣接面を除く）**全歯面が対象となる**．

1　視診でいかに発見するか

　一般的に，酸蝕症の臨床評価は，視診により酸蝕状況（健全・エナメル質段階・象牙質段階）をレベル分け（スコア付け）する手法が用いられる．視診による評価単位は，口腔内全体を1歯単位で評価する場合や，口腔内を6分割して各分割エリアにおけるもっとも重症化している歯の所見を代表例として評価する場合などさまざまである．

　また，1歯における評価では，最低3歯面（唇側・頬側，切縁・咬合面，舌側・口蓋側）を観察し，**一般的には，切縁・咬合面⇒唇側・頬側⇒舌側・口蓋側の順に評価される場合が多い**．

2　酸蝕症の評価方法とは？

　現段階において，酸蝕症評価のゴールデンスタンダードとなりうる国際統一された評価方法は存在しない．このため，各専門家間で評価方法（指標）が異なるのが現状である（→P23〜27参照）．現在のところ，酸蝕症に関する臨床研究・疫学調査に採用された評価方法による報告例を多数認めるが，臨床での対応方法は各国の国内事情・歯科事情により異なるため，全世界的に普及するには至っていない．

3　キャリブレーションの必要性

　評価者が複数存在する診療所においては，あらかじめ酸蝕症の症例写真などを用いてスコア付けの練習を行い，評価者間における評価結果の一致率が（理想として）80％以上になるようすり合わせ（キャリブレーション）を行うことを推奨する．評価者間で結果が食い違った場合は，その場で協議を行い，どちらの見解に合わせるべきか討論を重ね，一致率の向上を目指す（→**付録シート2**参照）．

酸蝕症の評価練習用に！

　巻末に「付録シート2」として，「酸蝕評価練習用例題」（キャリブレーション用口腔内写真）を用意した．個人的な評価練習用としてはもちろん，複数名で評価にあたる際，同資料を用いて事前にお互い練習し合い，共通の指標を持ち合わせて臨床評価に臨めるよう活用していただきたい．

5-2 酸蝕症の初期（エナメル質）段階に注意

　一般歯科臨床では、微小なtooth wearを、健全部または加齢的に避けられない事象として見逃している可能性がある。erosive tooth wearは、一般的に患者年齢に大きく依存するが、その初期段階を正確に診断することが重要である。現在、臨床における酸蝕レベルを、特異的かつ定量的に評価可能な診断（補助）機器は存在しない。このため、実際の酸蝕症を診断する上では、臨床所見（視診）からその特徴をとらえることがもっとも重要となる。

　前述のerosive tooth wearに関する最新の書籍では、酸蝕症の初期症状に関する臨床所見(smooth silky-glazed sometimes dull appearance, intact enamel along the gingival margin and change in colour, cupping and grooving on occlusal surfaces)が繰り返し記載されている（和訳は図28参照）。また、同所見から酸蝕症の初期症状を見極め、その後の過程をモニタリングできる歯科関係者の養成が必要であると謳われている。う蝕や咬耗など他の疾患との識別が困難な所見も記載されているが、**歯頸部に健全歯質が一層残る臨床所見**（図28矢印部）**は、酸蝕症特有の所見と考えられる**。日々の臨床において、同様な臨床所見が複数歯に及び散見される場合には、かならず酸蝕症を疑い、患者の日常生活に関しても目を向ける必要がある。**繰り返すが、歯頸部に健全歯質が残存する臨床像（図28）は酸蝕症特有の所見としてぜひとも記憶していただきたい。**

　初期エナメル質段階における酸蝕の進行プロセスの診断は困難であるが、その後に生じる象牙質露出有無の視診評価はさらに難しい。実際、前述の筆者らによるerosive tooth wear疫学調査前に実施した**全評価者によるキャリブレーション作業では、象牙質露出有無に関するすり合わせ作業にもっとも時間を要した**。このエナメル段階から象牙質段階への移行時期を臨床上的確に捉えるのは非常に難しく、tooth wear専門家であっても、ときとしてその困難さに直面する。**タイムリーで適切な評価を下すためには、エナメル質・象牙質ともに、初期段階における臨床像を正確に診断できるスキルを養う必要がある。**

平滑でつやがあり、ときどきぼんやりとくもった様相を呈する
smooth silky-glazed sometimes dull appearance

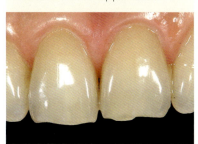

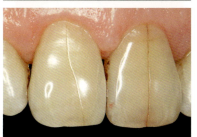

歯肉側マージンに健全エナメル質、ならびに色調変化を認める
intact enamel along the gingival margin and change in colour

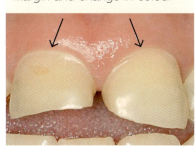

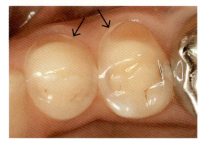

咬合面における色調変化、カップ状形態と溝の形成
cupping and grooving on occlusal surfaces

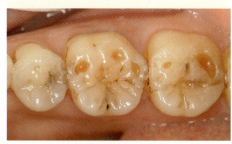

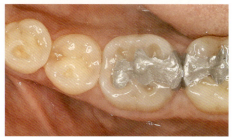

図28 酸蝕症の初期症状に関する臨床所見．

5-3 「当院ではあまり酸蝕症をみかけませんが？」

　筆者は，過去15年以上にわたり酸蝕症に関する啓蒙活動を推進してきたが，時折，「当院では酸蝕症をあまりみかけません」との声が寄せられる．この背景として，酸蝕症の病名や病因は認知しているものの，その診断ならびに定義が不確かであり，初期エナメル質段階の酸蝕症が見落とされ，臨床症状と口腔内所見が比較的明確な象牙質段階ではじめて認識されているケースが多いのではないかと推察する．

　この酸蝕症の初期段階における臨床対応の問題は，初期う蝕に関する臨床対応の変遷と酷似している．すなわち，社会的にう蝕罹患率が高く，象牙質まで達する重症化症例への臨床対応に追われた時代から，若年層を中心としてう蝕罹患率が減少し，さらにはう蝕予防への機運が高まることで，現在は，初期う蝕病変から積極的に介入する臨床アプローチの重要性が問われる時代へと変遷しつつある．

　この初期う蝕に関する世界的な潮流は，臨床に限らず，教育レベルでも変化を生み，初期エナメル質う蝕診断を詳細化した国際的診断法であるICDAS（International Caries Detection and Assessment System：視診によりう蝕を8段階にスコア化する診断方法）として提案され普及しつつある．今後，初期エナメル質う蝕に対するICDAS同様に，酸蝕症においても，初期エナメル質段階から病変として診断・介入しようという動向が高まれば，臨床現場における酸蝕症の捉え方も変化していくものと考える．

5-4 問診票の項目をいかに設定するか

　酸蝕症の問診項目は，その要因となる内因性因子および外因性因子を考慮し多岐にわたる．さらに，酸蝕症だけでなく，酸蝕症と咬耗・摩耗などが混在したerosive tooth wearをも同時に評価する際には，その要因となる歯ぎしりや歯みがき状況などに関しても問診を行う．**実際の口腔内では，酸蝕症のみが関与する症例は少なく，多くの場合は，咬耗・摩耗などとの混在例が想定されるため，erosive tooth wearの抽出を軸とした問診が望ましい．**

　本項では，筆者らが国内酸蝕症（erosive tooth wear）罹患率調査のために実施した疫学調査結果をもとに作成した2種類の問診票を示す．すなわち，統計解析の結果[49]，erosive tooth wearとの相関性が有意に高い問診項目のみを使用した「簡易版」と，相関性は得られなかったものの考慮すべきその他の因子を加えた「詳細版」について概説する．もともと疫学調査のために作成した調査票であるが，臨床応用を想定して質問項目を整理したため，酸蝕症の問診票として有効と考える．

　簡易版を**図29**に示す．簡易版は，短時間で効果的に酸蝕リスクのスクリーニングを実施することを目標とし，著者らの疫学調査の全問診項目（詳細版→P122〜123，**巻末資料1参照**）から，単変量解析ならびに多変量解析（ロジスティック回帰解析）を用い，酸蝕症の有無との相関性が高い項目のみを抽出して構成した．

　すなわち，内因性因子として4項目，外因性因子として11項目，その他4項目（口腔内症状，歯みがき状況など）の全10項目から構成される．一般歯科における臨床評価は，より短時間に実施可能である点が優先されるべきことから，簡易版の活用を推奨する．

　一方，詳細版は，簡易版の10項目に加え，酸蝕症（erosive tooth wear）はもちろんのこと，他のtooth wear因子（咬耗・摩耗），ホワイトニングや矯正経験も含めた全31項目から構成される．問診項目が多岐に渡るため，多方面から酸蝕症を詳細に検討するには有効であるが，回答に

CHAPTER5 酸蝕症を診断するには

歯の健康に関わる生活習慣などをお尋ねします

No.
お名前　　　　　　　　　様
男・女　　　　　　　　　歳

あなたの健康な歯を守る助言をさせていただくため，以下の質問にお答えください．
該当する項目の番号に○をつけてください．（1の空欄には具体的な品名をご追記ください）

1．過去2年間を含め，年間を通じ，次の食べものや飲みものをどのくらい飲食しますか？			
品　名	頻　度		
食べもの（1）グレープフルーツ・レモン	ほとんど毎日	ときどき	食べない
（2）みかん・オレンジ	ほとんど毎日	ときどき	食べない
（3）りんご	ほとんど毎日	ときどき	食べない
（4）酢の物	ほとんど毎日	ときどき	食べない
飲みもの（5）炭酸飲料（コーラ飲料　　　　　　　）	ほとんど毎日	ときどき	飲まない
（6）スポーツ飲料	ほとんど毎日	ときどき	飲まない
（7）栄養ドリンク	ほとんど毎日	ときどき	飲まない
（8）お酢系飲料（黒酢・りんご酢・　　　　）	ほとんど毎日	ときどき	飲まない
（9）柑橘系飲料（オレンジジュース・グレープフルーツジュース・　）	ほとんど毎日	ときどき	飲まない
（10）ワイン（赤ワイン・白ワイン）	ほとんど毎日	ときどき	飲まない

＊頻度の目安：ほとんど毎日（週5日以上），ときどき（週1～4日），食べない（ゼロ）

2．質問1の飲料（水・お茶・コーヒー・紅茶以外）を1日に何回くらい飲みますか？
（1）3回以上　　　（2）1～2回　　　（3）飲まない

3．寝酒の習慣がありますか？
（1）ほとんど毎日　　（2）週半分　　（3）ほとんどない

4．冷たいものや熱いもので，しみる歯がありますか？
（1）ある（ときどきも含む）　　（2）ない　　（3）わからない

5．口の渇きを感じることがありますか？
（1）ある　　（2）ない　　（3）わからない

6．胸やけがすることがありますか？　　　　　　　　　（1）または（2）の場合，医科の受診
（1）週に1回以上　　（2）月に数回　　（3）ほとんどない　　あり　　なし　　わからない

7．胃液が口に流れ出ることがありますか？　　　　　　（1）または（2）の場合，医科の受診
（1）週に1回以上　　（2）月に数回　　（3）ほとんどない　　あり　　なし　　わからない

8．嘔吐することがありますか？　　　　　　　　　　　（1）または（2）の場合，医科の受診
（1）週に1回以上　　（2）月に数回　　（3）ほとんどない　　あり　　なし　　わからない

9．歯ブラシの毛のかたさは？
（1）かため　　（2）ふつう　　（3）やわらかめ　　（4）わからない

10．歯をみがくときの力の入れ方は？
（1）つよい　　（2）ふつう　　（3）よわい　　（4）わからない

ご協力ありがとうございました．

図29　酸蝕リスクのスクリーニング用簡易版問診票．（→**付録シート3**参照）

PART2 酸蝕症を診る

◎：オッズ比5倍以上　　○：オッズ比5倍以下

	胸やけ	持続性嘔吐	炭酸飲料	スポーツ飲料	栄養ドリンク	お酢系飲料	オレンジ・グレープフルーツジュース	白ワイン	グレープフルーツ果実	オレンジ果実	りんご果実	酢の物	酸性飲食物1日摂取頻度	寝酒
10～20代			◎	○										
30代	◎		◎		○	◎	◎						◎	
40代		◎	◎	◎		◎		○		◎		◎		
50代				◎		○			◎					
60代				◎	○				◎					
70～80代											○			◎

←──内因性──→ ←──────────外因性──────────→

図30 世代別に比較すると，30代・40代で関連因子が最多となる．内因性については30代・40代に多く見られ，外因性因子は全世代にわたる．とくに炭酸飲料やスポーツ飲料は多くの世代に関連する．なお，酸への曝露期間の比較的短い若年者における関連因子は，酸蝕症の発症により関連性が高い可能性がある．

時間を要する．疫学調査など学術的な目的で使用するほか，簡易版では酸蝕症チェックが不十分と感じる場合に使用することを推奨する．

なお，簡易版の作成において，問診票の項目選定の根拠となった多変量解析結果は**図30**を[49]，多変量解析を行うにあたりその前段階として検討した単変量解析結果は**巻末資料2a～f**（→P124～129参照）を各々参照していただきたい．多変量解析結果では，各世代の各項目と酸蝕症との相関性を，オッズ比（病気の人が，その要因がない人と比べてどれだけ多く関連要因を持っているかを示す指標）を用いて示している．また，2つの統計解析（単変量解析・多変量解析）の結果ともに，世代別に各問診項目と酸蝕症有無との相関性について提示している．なお，erosive tooth wearを評価する際，重要な影響因子と考えられる咬合に関与する項目（歯ぎしり・くいしばり）は，全世代で，また2つの統計解析において相関性を認めなかった．その要因は定かではないが，酸蝕症の有無に関係なく咬耗・摩耗は存在し，加齢とともに蓄積的にtooth wearの進行に影響するものと推測される．

今回提示した簡易版・詳細版は，どちらも一つの例にすぎない．酸蝕症（erosive tooth wear）の問診票は国内外で統一されておらず，問診票を作成する上での参考資料としてご活用いただきたい．また，その際，評価対象者の年齢層がある程度限定されている場合には，各世代における上記相関性の傾向に留意し，問診項目を選定されることを推奨する．

なお，実際に問診を実施する際は，対面式で行い，世代間の違いや患者個人の意思（ライフスタイルや健康志向など）を考慮しつつ，あらかじめ用意した問診票にそって，質問漏れのないよう記録していく．

酸蝕症の要因は，内因性・外因性ともに正直に言いにくい内容が多いため，周囲に配慮するなど話しやすい環境が必要となる．また，個人の食生活習慣は，季節により変化しやすいため，年複数回実施すると有効である．さらには，問診に関係のない雑談から酸蝕症の要因が分かる場合もあるので，主観をはさまない「聞く姿勢」が大切と言える．

5-5 酸蝕症に関連したその他の臨床評価

現在,実験室レベルでの酸蝕評価は,酸蝕部の断面画像を得ることで,基準面と酸蝕部との段差を実測で計測する方法や,レーザー顕微鏡や白色干渉計などを用い非破壊で測定されることが多い.

しかしながら,チェアサイドでは,実験室と異なり,酸蝕状況を非破壊かつリアルタイムに評価する必要がある.また,デンタルエックス線撮影写真から,初期エナメル質段階の表層下酸蝕状況を推し量ることはできない.この点,チェアサイドにおいて,非破壊かつリアルタイムに歯の断層画像が得られ,被爆のリスクもない光干渉断層計 Optical Coherence Tomography(以下 OCT)(**図31**)は,将来有望な臨床用酸蝕評価ツールとして期待が寄せられている.

OCT は,生体に無害な近紫外線光を利用して断層画像を得る装置で,すでに医科・眼科領域で臨床応用されている.また,得られた歯の断層像を画像解析することで,歯の内部構造の変化(構造欠陥や脱灰・再石灰化など)を二次元的に定量的解析ができるほか,断層画像をつなぎ合わせることで三次元画像を得ることもできる.現在,チェアサイドツールとして国内開発も進み,臨床での実用化が待たれる.

このほか,酸蝕症重症例においては,**患者の口腔内酸クリアランス能を知るために,酸蝕症の防御因子である唾液作用についても評価を加える.唾液には,おもに洗浄効果(口腔内を洗い流す力)と酸緩衝能(酸を中和する力)があり**,ともにチェアサイドにおいて簡便に評価できる.唾液の洗浄効果は,唾液分泌量に依存するため,唾液採取用ガムを用いて唾液(刺激唾液)*を採取し,採取量と採取所要時間から1分間あたりの唾液分泌量を算出する.一般的に,刺激唾液の唾液分泌量が0.7ml/分であることから,同値を目安として被験者唾液分泌量を評価する.

一方,酸緩衝能評価には,リトマス試験紙のような色の変化でpH変化を評価する方法(比色法)と,pH変化を実測で評価する方法がある.どちらも,臨床向けに市販化されているが,前者(比色法)は唾液との接触具合で色がまばらに変化するなど,評価が評価者の色彩感覚に左

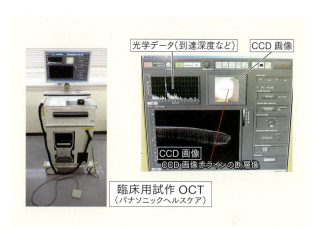

図31 臨床用酸蝕評価ツール OCT の実用化が待たれる.

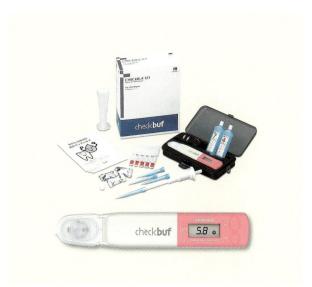

図32 pHメーターを用いた唾液検査法「チェックバフシステム」(モリタ)
*唾液には,安静時唾液と刺激唾液が存在する.酸蝕関連研究では,安静時唾液が重要であることが示唆されていることから,両唾液について評価するとより一層効果が高い.
**現在 pH メーター本体は「AquaTwin」として販売中.

右されるという問題点が指摘されている[50].

筆者は,デジタルpHメーターを用いた唾液検査法(チェックバフシステム,モリタ)**を使用し定量的な評価を行っている(**図32**).同手法では,酸緩衝能評価におけるpH変化を,pHメーターを用いて実測で評価することで結果を数値で記録できるため,患者に結果がわかりや

PART2 酸蝕症を診る

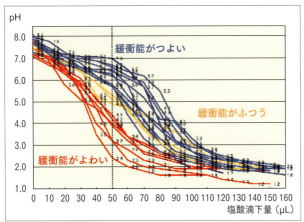

図33 酸滴下後のpH変化(酸滴下曲線).各被験者の刺激唾液に0.1規程の塩酸を10μLずつ滴下した際のpH値変化を示す.50μL滴下時におけるpH値変化により,全曲線を3群に分類することができることから,酸緩衝能評価(つよい・ふつう・よわい)の目安とする[51].

すく,また経過観察にも優れ,体温計感覚で使用が可能となる.

　デジタルpHメーターを用いる評価内容は,唾液分泌量ならびに唾液酸緩衝能の2項目からなる.すなわち,唾液採取用ガムを用いて刺激唾液を採取した後,1分間あたりの唾液分泌量を算出する.唾液酸緩衝能は,付属の専用ピペットを用いて0.25mlのサンプル唾液を採取し,デジタルpHメーターセンサー上に静置して初期pH値を測定した後,付属の酸負荷液(乳酸)を用いてサンプル唾液に酸負荷をかけ,負荷後のpH変化(酸緩衝能)を数字で読み取り,3段階(緩衝能のつよい・ふつう・よわい)に分類する.本酸緩衝能評価は,予備検討で得られた酸滴下後のpH変化データ(酸滴下曲線)をもとに分類されており(**図33**)[51,52],*in vitro* 唾液酸緩衝能評価におけるスタンダードとされるEricsson test(刺激唾液用)との相関性が確認されているほか[50,53],若年者・高齢者間での有用性や,Ion activity product for HA: IpHA(唾液中のpHやカルシウム・リン酸イオン濃度を反映した,歯質の脱灰現象に関する包括的なパラメーター)との関連性などが報告されている[54,55].

　なお,本唾液検査キットは,基本的に刺激唾液を対象として開発・販売されているが,本検査法を安静時唾液の酸緩衝能評価へ応用した場合もEricsson test(安静時唾液用)との整合性を得ている[56].

CHAPTER 6
酸蝕症の病態とは

酸蝕症は，その原因となる因子ごとに
ダメージをこうむる部位が異なるなど，それぞれが特徴ある病態を示す．
そこで本項では，先に挙げた酸蝕症の特徴をふまえつつ
内因性，外因性，内因性＋外因性の代表症例を解説する．
外因性に関しては，その食べ方・飲み方についてもあわせて注目してほしい．

introduction

　酸蝕症は，その原因となった因子によって酸に曝露する歯面に違いがあり，さらには唾液流路の条件なども加わることから，因子別に特徴ある病態を示すことが多い．そこでここでは，さまざまな因子により引き起こされた酸蝕症について，その典型的な症例をご覧いただく．

　内因性の代表症例，外因性の代表症例，内因性・外因性混合型代表症例など，因子別に症例を挙げ，それぞれの特徴ある病態を写真でご覧いただくとともに，問診や問診票から得られた，患者の生活背景や全身疾患など，酸蝕症に至った履歴もあわせて解説する．口腔内診査に加え，問診や，問診票を用いて酸蝕症の臨床評価を行っていく際の参考にしていただきたい．

> 押さえて
> おこう！
>
> ### 酸蝕症を診るツール
> **拡大鏡と口腔内写真を活用して
> エナメル質段階の酸蝕症をとらえよう！**
>
>
>
> 図34a　　　　図34b
>
> 　現在，歯科医療に拡大鏡が普及し，視診は拡大鏡で診る時代になりつつある．筆者は，2.5倍と6倍の拡大鏡を愛用し（図34a），通常の歯科診療では2.5倍を，より精密な治療や精査が必要な場合は6倍を使用している．拡大鏡の利用により，酸蝕症のエナメル質段階における視診レベルは格段に上がる．拡大鏡による視診は，たんに視野を高倍率化して診断や治療の質を上げるだけでなく，見えたことに対する責任も同時に生じるものと考える．一方，口腔内写真は，酸蝕症を含む tooth wear の経過観察を行ううえで必須であり，患者に見てわかる視覚素材として最適である．また，酸蝕症例の口腔内写真撮影では，コントラスター（図34b）を使用すると，エナメル質段階の酸蝕症を診断しやすい．

6-1 内因性代表症例

症例1　GERD症例

患者：36歳男性.
主訴：全顎的な冷水痛ならびに臼歯部における歯冠破折.

　GERDの履歴があり，現在は投薬処置（ネキシウム®）が施されていた．GERDの胃食道外症状で典型的な上顎舌側・口蓋側に酸蝕が認められ（図35b），小臼歯部を中心に丸みを帯びた形態を呈している（図35d, e）．この他，下顎臼歯部咬合面ならびに頬側面における酸蝕など（図35f, g），重度GERDにともなう全顎的な酸蝕の拡散を認めた．

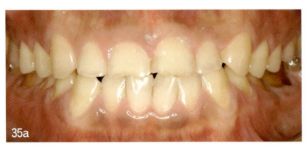

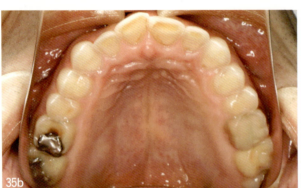

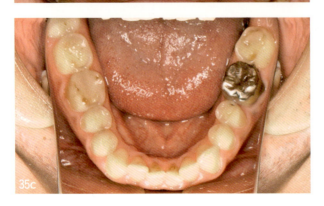

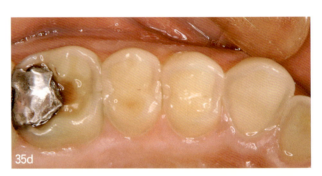

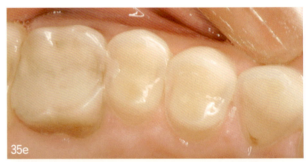

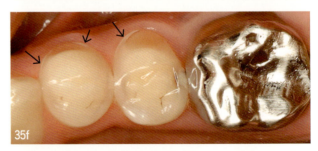

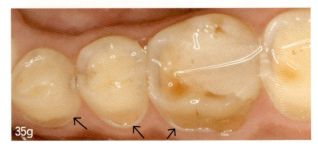

図35　消化器内科を受診し，GERDの診断のもと投薬処置を受けている．正面観（図35a）から上顎前歯部の酸蝕症が疑われ，口腔内を観察したところ上顎口蓋側を中心とし，口腔内に拡散する酸蝕症を認めた（図35b：特に前歯部で顕著な酸蝕症を認める）．上下顎とも臼歯部は丸みを帯びた形態を呈し，**下顎臼歯部では酸蝕症の特徴所見である歯頸部の健全歯質の残存を認める**（矢印部，図35f, g）．また，下顎臼歯部の隣接面に酸蝕症とう蝕の混在も認める（図35f）．

6-2 外因性代表症例

症例2　炭酸飲料の過剰摂取

　いずれも炭酸飲料（コーラ飲料など）の過剰摂取による酸蝕症（**図36**）であり，前歯部エナメル質切縁の透明感（**図36a**）や，唇面エナメル質における透明感の亢進と白斑（白濁）（**図36b, c**）を認める．このような臨床所見は，若年者（特に男性）を中心に多く認められる．

　しかしながら，エナメル質白斑に関する臨床では，う蝕やエナメル質形成不全症との鑑別が必要である．う蝕との鑑別は，発症部位と患者のカリエスリスクを考慮し，う蝕好発部位（歯頸部，隣接面，咬合面裂溝部）以外に拡散する白斑傾向を認める場合には酸蝕症を疑う．

　また，エナメル質形成不全症との鑑別においては，①白斑の存在する期間，②発症部位（通常，エナメル質形成不全症は左右対称に生じることが多い）を参照とする．前歯部白斑の場合，患者自身で認識している場合もあることから，直接①に関して問診することで鑑別診断に役立つことが多い．一方，臼歯部症例では，存在期間が不明な場合が多く，②について精査することで，酸蝕症とエナメル質形成不全症の鑑別診断に役立てる．

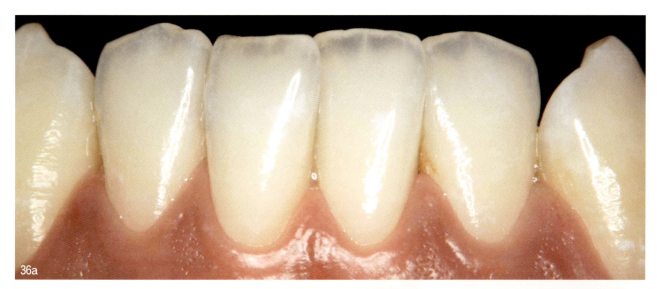

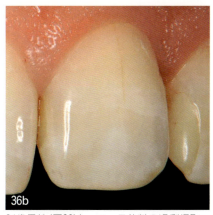

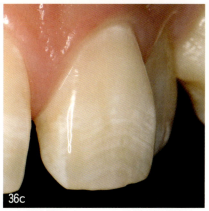

図36　炭酸飲料の過剰摂取による酸蝕症．36歳男性（**図36a**）．コーラ飲料の過剰摂取．デスクワーク中にチビチビ飲んでいた．下顎前歯部切縁において透明感の向上や歯冠破折を認める．

34歳男性（**図36b**）．コーラ飲料の過剰摂取．デスクワーク中にチビチビ飲んでいた．上顎前歯部唇面において透明感の過度な亢進や白斑を認める．透明感の向上により内層の象牙質外形が観察される．

22歳男性（**図36c**）．コーラ飲料の過剰摂取．デスクワーク中にチビチビ飲んでいた．上顎前歯部唇面エナメル質の透明感の亢進と白斑を認める．白斑は周波条に沿って発生しているように観察される．

PART2 酸蝕症を診る

症例3 お酢系飲料の習慣的摂取

患者：46歳女性．
主訴：冷水痛．

　黒酢(pH2.7)を，ダイエット目的で2年以上にわたり朝晩コップ1杯飲み続けた結果，上顎前歯部に冷水痛を生じた症例である(図37)．健康意識が高く，口腔衛生状態も良好であったが，上顎前歯部唇面に支台歯形成したかのような高度エナメル質実質欠損を，同口蓋側では高度象牙質実質欠損をおのおの認めた．

　また，上顎臼歯部咬合面では，インレー修復物が浮き上がって見えるほどの実質欠損(メタル修復物との段差)を有していた．問診の結果，黒酢を摂取するにあたり，そのにおいと味付けの問題から短時間で飲みきることができず，一度上顎前歯部付近に少量ふくみ，少しずつ臼歯部方向へ流しこむように摂取していたことが判明した．

　酸蝕症において，酸性飲食物の摂取方法は重要な関連因子となることが示唆されている[21]．本症例の，唾液作用の及びづらい上顎前歯部付近に酸性飲料をふくむ(滞留させる)飲み方(holding)や，ワインテイスターのように口腔内で激しく飲み物を移動させる飲み方(swishing)，時間をかけたチビチビ飲み(sipping)はその典型例と考えられる．

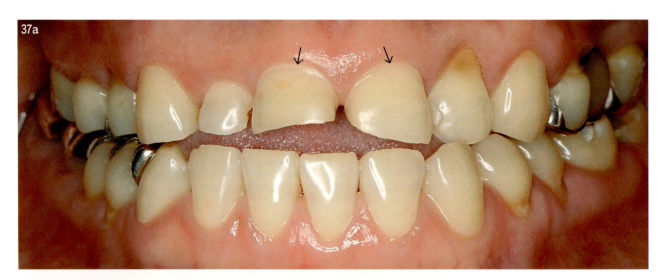

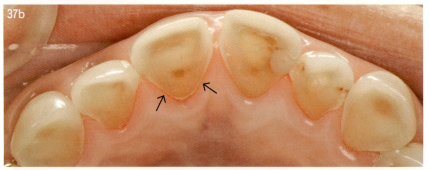

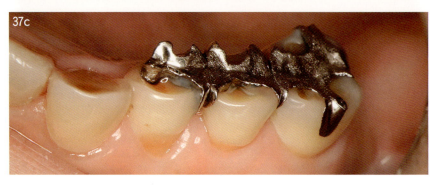

図37　上顎前歯部(中切歯)が支台歯形成したかのような外形になっている(**図37a**)．切歯特有の凹凸感は消失し，丸みを帯びた形態を呈する．また，同歯では，**酸蝕症の特徴所見である，歯頸部の健全歯質の残存を認める**(**図37a**の矢印部，**b**の矢印部も)．上顎前歯部口蓋側では，象牙質に及ぶ高度な酸蝕症を認め(対合歯との咬合関係は認めない)，同部における冷水痛を訴える(**図37b**)．上顎臼歯部咬合面では，インレーが浮き上がって見えるほどの実質欠損を観察する(**図37c**)．

症例4　柑橘系果実の習慣的摂取

患者：64歳女性．
主訴：下顎犬歯・小臼歯の自発痛．

　手の甲の色素性老人斑（茶色いシミ）が気になり，テレビの健康番組にヒントを得てグレープフルーツを1日2玉3ヶ月間連続して摂取した結果，下顎犬歯ならびに小臼歯の自発痛を生じた症例である（**図38**）．口腔内検査により，以前より高度な咬耗が確認されていた小臼歯咬合面に仮性露髄を認め，明確な打診痛も確認されたことから，当日中に抜髄処置が施された．もともと，対合歯にメタルボンドと金パラ全部鋳造冠が被覆され，高度な咬耗が生じていた状況に，グレープフルーツの過剰摂取にともなう酸蝕要因が重なることで，比較的短期間のうちに症状が悪化したものと考えられる．前述した，酸蝕症と他のtooth wear疾患との混在によるerosive tooth wearの典型症例と言える．

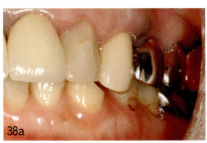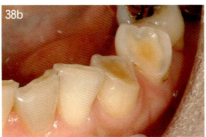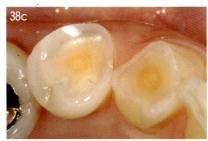

図38　対合歯にメタルボンドおよび金パラ全部鋳造冠が被覆され，もともと高度な咬耗が生じていた（**図38a**）．急な食生活習慣の変化により酸性環境が加わることで，比較的短期間に咬耗が進行した．犬歯に仮性露髄を認め（**図38b, 38c**），当日中に抜髄処置が施された．酸蝕症と咬耗との混在によるerosive tooth wearの典型症例．

症例5　もずく酢の習慣的摂取

患者：43歳女性．
主訴：修復物の着色と冷水痛．

　2年近く毎晩もずく酢を摂取した症例である（**図39**）．上顎前歯部コンポジットレジン修復物の着色ならびに冷水痛を主訴として来院された．口腔内所見から唇面のエナメル質酸蝕が，口蓋側では象牙質段階の酸蝕がおのおの認められた．とくに，口蓋側基底結節部におけるスロープ状の酸蝕が特徴的である．酢の物の場合，食事ごとに食べ方を変えることが少なく，ほぼ毎回同じ部位（この症例は正中部）ですすり食べをする習癖が大きく影響した可能性が高い．

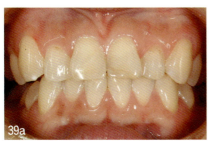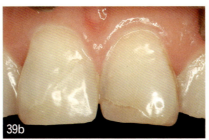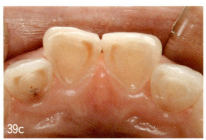

図39　正面観（**図39a**）から上顎前歯部の酸蝕症が疑われ（**図39b**），口蓋側を観察したところ，一部象牙質に達する酸蝕症を認めた（**図39c**）．とくに，中切歯基底結節部の酸蝕が著しく（同部位での咬合関係は認めない），もずく酢を毎日一定の部位ですすって食べ続けたことが影響したものと考えられた．

症例6 酸性飲食物の混合摂取

いずれも酸性飲料（コーラ飲料，スポーツ飲料，黒酢）および酸性果実（オレンジ，グレープフルーツなど）の過剰摂取によるerosive tooth wear（酸蝕症と咬耗の混在症例）である（**図40，図41**）．臼歯部では，エナメル質酸蝕が進行した場合，**歯の輪郭を構成するエナメル質が溶解することで全体的に丸みを帯びた歯の形態となるほか**（**図40a**），**歯冠の破折をともなう場合もある**（**図40b**）．臼歯部における隣接面に及ぶ歯冠の破折症例では，冷水痛や自発痛のほか，食片圧入を主訴として患者が来院することで酸蝕症が発覚するケースも少なくない．

さらに，象牙質段階の酸蝕症では，咬合面における象牙質露出にともない，患者が歯の色調変化を訴えたり（**図40c**），具体的な症状として冷水痛や咬合痛を訴えはじめる（**図40d**）．後者は象牙細管の露出が原因と考えられ，比較的小さな露出面積でも顕著な症状を訴える場合がある（**図41**）．erosive tooth wearにともなう咬合面象牙質の露出は，露出部の象牙細管が開口していることが報告されている[7]．また，**露出した細管入口部が石灰化物などの沈着により封鎖される場合でも，酸蝕により溶解することで開口する可能性もあり，このような状況のもと知覚過敏を訴えるものと考えられる**．知覚過敏が疑われる場合，歯頸部の診査に終始しがちであるが，このようなわずかな露出であっても知覚過敏が生じることを念頭に臨床対応する姿勢が望まれる．

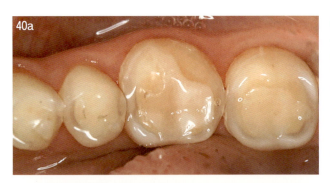
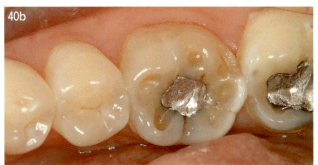
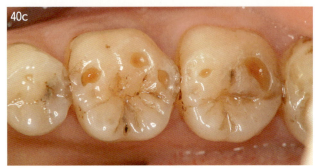
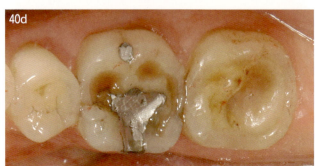

図40 酸性飲食物の混合摂取症例．全体的に丸みを帯びた歯の形態（外形）を示す症例（**図40a**），象牙質露出に加え歯冠破折を認める症例（**図40b**），咬合面における象牙質露出にともない患者が色調変化を訴えた症例（**図40c**），患者が冷水痛および咬合痛を訴えた症例（**図40d**）．

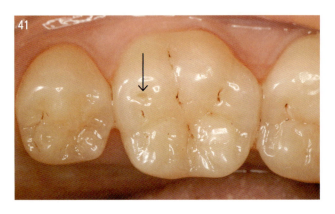

図41 酸性飲食物の混合摂取症例．35歳男性．下顎第一大臼歯の冷水痛を訴えた．咬合面にわずかな象牙質露出を認める（矢印部）．**臼歯部における知覚過敏では，歯頸部周囲の診査に終始しがちであるが，酸蝕症では咬合面のわずかな象牙質露出も見逃さぬよう留意する必要がある．**

6-3 内因性・外因性混合型代表症例

症例7　GERD＋柑橘系果実の習慣的摂取

患者：50歳女性．

主訴：歯のすり減り．

　内因性(GERD)ならびに外因性(オレンジ，グレープフルーツなどの習慣的摂取)の混合症例である(**図42**)．左上臼歯部にメタルボンドブリッジを装着して以来，対合歯ならびに上顎前歯部切縁が薄くなってきたことを主訴に来院された．酸蝕症の両要因が補綴処置前から存在していたなか，メタルボンドのような硬い材質の補綴物が装着されたことで，対合歯の erosive tooth wear が促進したものと考えられた．なお，上顎前歯部切縁はコンポジットレジン修復で即日対応した(→ P111参照)．

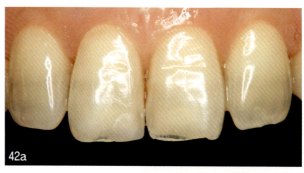
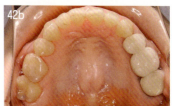
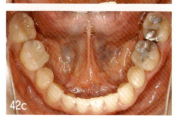

図42　GERD＋柑橘系果実の習慣的摂取症例．

症例8　GERD＋酸性飲食物の混合摂取

患者：28歳女性．

主訴：全顎的歯痛．

　内因性(GERD)ならびに外因性(酸性飲料物の過剰摂取)の混合症例である(**図43**)．某開業医にて酸蝕症の存在に気付くものの，内因性因子の精査ができず，紹介され来院した(患者は胸やけを訴えている)．また，同歯科医院では全顎的な歯の痛みに対してメタル修復を中心に対応しており，審美的な問題から患者が転院を希望．上顎前歯部口蓋側に胃食道逆流疾患で典型的な酸蝕像を認め，内科的対応としてレジンコーティングを試みた．

　なお，中心咬合時に上下顎前歯部は接しておらず，咬耗など物理的な要因は考えにくい．一方，右下臼歯部における知覚過敏に関しては，同じく内科的対応として MI ペーストならびにトレー法による知覚過敏抑制で軽減を試みた(→ P88〜91参照)．

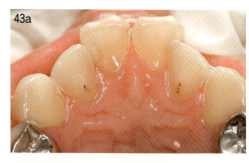
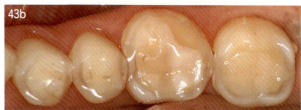
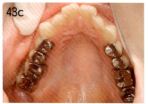
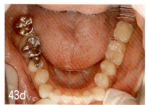

図43　GERD＋酸性飲食物の混合摂取症例．

6-4 長期観察症例にみる経時的変化[57]

患者：66歳男性.

　イソジンガーグル液(以下イソジン，pH 2.0〜2.5)の長期常用ならびに柑橘系果実の過剰摂取が要因と考えられる症例(図44)[57]．2002年，のどの具合が悪く耳鼻科を受診したところイソジンを処方され，毎日含嗽するようになった．さらに，この頃からみかんを毎日のように食べるようになった(図44a)．

　2006年には上顎前歯部唇側・口蓋側に顕著な酸蝕の影響が観察される(図44b)．また，酸蝕の影響で，上顎前歯部唇側は摩耗，上顎前歯部口蓋側は咬耗が進んでいる(erosive tooth wear の典型例)．さらに1年後の2007年には酸蝕の影響が加速しており(図44c)，拡大写真(図44d)

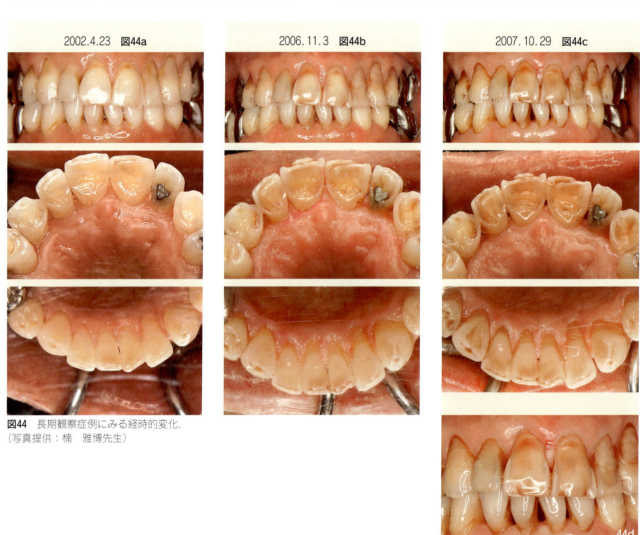

図44　長期観察症例にみる経時的変化．
(写真提供：楠　雅博先生)

で観察すると，1|1歯間乳頭には歯ブラシによると思われる擦過傷もみられ，1|1唇側面はその傷に沿うように全体的に摩耗が進行している（図44e）．同年，1|1にコンポジットレジン修復が施され，過度なブラッシングに対する口腔衛生指導が実施されている．

2009年（図44f）および2012年（図44g），上顎頬側面の摩耗は進んでいる．同様に，上顎口蓋側の咬耗も明らかに進行している．しかし，対合する下顎前歯部には影響がほとんど認められないことから，上顎口蓋側の咬耗は物理的な力だけによるものではないことが推測される．

一方，上顎前歯部口蓋側においても，10年間で大きな変化が観察される（拡大図，図44h）．とくに|3は erosive tooth wear の進行が顕著で，全く咬耗がみられない状態から10年間で露髄寸前まで実質欠損が進んでいる．この10年間において，|6の喪失や補綴物の再製作があり，全顎的な咬合変化も考えられるが，下顎前歯部に変化がないことから，上顎口蓋側の咬耗は，咬合力よりも酸蝕が強く関与していると思われる．

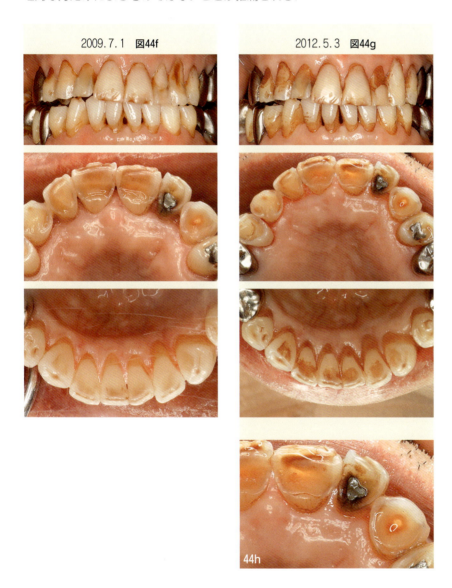

PART2 酸蝕症を診る

6-5 各世代における外因性の上顎前歯部酸蝕症例

　各世代の上顎前歯部唇面における酸蝕像を示す(**図45**). tooth wearを考慮する上で, 日々の咬耗や摩耗の影響など, 加齢による経年的(蓄積的)・生理的なwearの進行は避けられない. このため, 各所見を診る際, **すべてが酸蝕で生じたwear変化と考えるのではなく, 経年的なwear変化の上に酸蝕の影響が及んでいるものと考えるべきである**. すなわち, 臨床上重要なのは, 患者の年齢や履歴を参照し, 酸蝕の影響が及ぶ前のwear状況を考慮することである.

　外因性因子として関与するさまざまな食材・飲料により, その酸蝕像も異なるが, その摂取方法(食べ方・飲み方)の影響も大きく関与する. とくに, レモンは特有な酸蝕所見を呈し, アイスピックでつついたような小さな孔を多数有する特異的な形態変化(鍾乳洞のような形態変化)を呈する. 上顎前歯部は, 患者にとってもセルフチェックする上で重要な部位となるため下図にまとめてみた. 各世代におけるerosive tooth wear進行の比較ならびに各種外因性の要因比較として参照されたい.

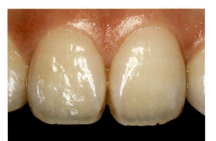
炭酸飲料　21歳女性

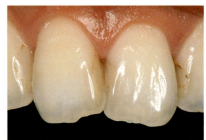
炭酸飲料　28歳男性

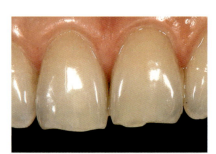
グレープフルーツ　54歳男性

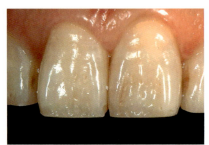
レモン　58歳男性

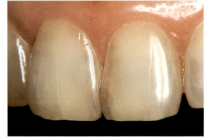
黒酢　67歳女性

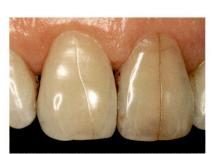
スポーツドリンク　70歳男性

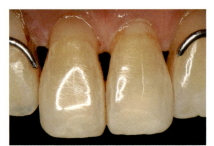
りんご酢　72歳女性

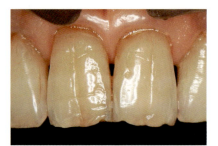
オレンジ　72歳男性

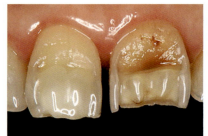
オレンジ・みかん　76歳女性

図45　各世代における上顎前歯部の酸蝕症(外因性).

6-6 幼児・小児における酸蝕症

現在,酸蝕症のおもな要因は酸性飲食物の過剰摂取であり,この点に関しては小児も成人も同じである.このため,**乳幼児・小児も,酸蝕症予防対策には日々の食生活習慣の改善が重要であり,保護者の酸蝕症に対する理解が必要である**.

小児症例1 熱中症予防のためのだらだら飲み

患者:男子13歳.
主訴:前歯の白斑(白濁).

夏季休暇時に,熱中症予防として水がわりにスポーツ飲料を日々摂取.夏季休暇後に保護者が「急に前歯が白くなった」と心配し来院.上顎中切歯および側切歯唇面を中心に酸蝕症を認める(図46).

近年,熱中症予防のためのこまめな水分補給が重要視されている.しかしながら,**多くのスポーツ飲料は酸性傾向にあるため,摂取頻度が増すことで酸に触れる機会が増え,また運動時の唾液分泌量低下も影響し,酸蝕歯が生じる可能性が高まる**.とくに,永久歯萌出直後のエナメル質はその成熟度が低く,う蝕同様に酸に対する感受性が高いことから酸蝕症になりやすいものと考える.

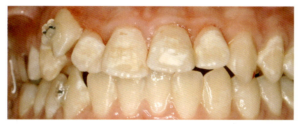

図46 上顎前歯部を中心として広範囲に白斑を認める.ペットボトルによるスポーツ飲料のだらだら飲みが大きく影響したものと考えられる[58].

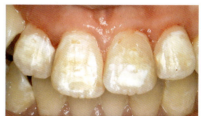

小児症例2 酸蝕症・う蝕混在型

患者:男子1歳6か月.
主訴:前歯のう蝕.

子供がすっぱいジュースが好きで,保護者は哺乳瓶にフルーツミックスジュース,野菜ジュース,りんごジュースなどを入れて与えていた.子供は,哺乳瓶を前歯でくわえて飲みそのまま寝ていた(図47).萌出した全乳歯に酸蝕症を認め,上顎乳歯では象牙質に達する酸蝕症とう蝕が混在している.酸蝕症対策としてストローを使用する場合,口腔側のストローを口蓋部に位置することで,ある程度の酸蝕抑制効果を得られるが,哺乳瓶では上顎前歯部の影響が避けられず重症化する(図47d).

乳幼児が酸性飲料を哺乳瓶で飲みそのまま寝てしまう場合は,唾液分泌量の低下した口腔内に酸が長時間滞留する可能性が高くなる.この傾向は,哺乳瓶う蝕同様に上顎前歯部に発症し,酸蝕が隣接面まで達するう蝕を

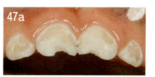
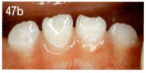

図47 萌出した全乳歯に酸蝕症を認め,上顎では酸蝕症とう蝕が混合している[58].(写真提供:三輪全三先生・柿野聡子先生)

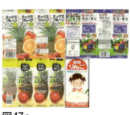
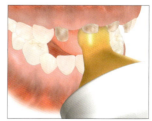

図47c 　　　　図47d

併発する傾向にある.急ぎ食生活習慣の改善が必要だが,乳幼児の習慣は一度根付いてしまうと改善が難しい.急な改善が困難な場合には,就寝後に濡れたガーゼで上顎前歯部を拭うなどの補助的な衛生管理が必要である.

乳歯列患者の前歯部酸蝕症罹患と食生活習慣の関連性

Nakaneら[59]，2歳以上の離乳が完了した乳歯列の乳幼児・小児患者85名とその保護者を対象として酸蝕症の疫学調査を実施した．本研究では，酸蝕のみを把握するため，う蝕好発部位を除いた4エリア（頬側・口蓋側）のデータを用いた（図48）．また，問診票は，成人向け質問（研究版）に加え，授乳時期や哺乳瓶の使用などに関するアンケートも実施した．その結果，実質欠損をともなう変化まで進行した症例を39%，酸蝕前病変（エナメル質の形態変化がなく表面性状の変化のみ）から歯の形態変化（実質欠損）まで生じた症例を87%各々認めている．

また，アンケート調査結果から，乳幼児・小児における前歯部酸蝕症罹患と食生活習慣との関連性を示唆している．すなわち，統計解析（多変量解析）から酸蝕症リスクファクターとして，上顎前歯ではりんご（果実）とりんごジュースを，下顎前歯部では柑橘系果実とジュースの摂取方法を各々抽出し，前歯部で果実のリスクが高い要因として噛み切る行為を挙げている．

また，飲み物に関しては，一度口にためてから飲み込む習癖が酸蝕に関与する可能性や，離乳期に頻繁に摂取した飲料がその後の好みに影響すること，梅干しなど極端にすっぱい食物は摂食時の酸の量と比較して大量の唾液が分泌されることで酸蝕になりづらい可能性などを示唆している．

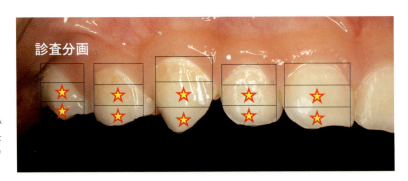

図48 口腔内診査の方法．酸蝕のみを把握するため，う蝕の好発部位を除いた4エリアデータ（頬側・口蓋側）を用いた（★印部分）．

PART3
酸蝕症に対応する

CHAPTER 7
酸蝕症の臨床対応❶
生活習慣の見直しと改善

酸蝕症の臨床でもっとも重要かつ喫緊の課題となるのは
酸蝕症に至った原因を解明し，酸による習慣的な曝露から歯を守ることである．
また，国内外のさまざまな研究から明らかになった，日々の歯みがきに潜む
erosive tooth wear のリスクを考慮した歯みがき指導も同様に重要な課題となる．

introduction

酸蝕症への臨床対応として，最初に取り組むべき課題は，「口腔内の酸のコントロールとクリアランスの促進」にある．現代における酸蝕症要因の主流は，外因性，非職業性因子，酸性飲食物の過剰摂取であることから，生活習慣の見直し（改善）について患者と取り組む．

また，実際の酸蝕歯への対応に関しては，臨床症状や歯の喪失状態に応じて，内科的（非切削，→CHAPTER8参照）または外科的（切削，→CHAPTER9参照）に対応する．

すなわち，臨床上，審美的または機能的な障害や不快症状などの病的症状をともなわず，生理的な症状にとどまる場合には，原則，予防処置またはモニタリングを行う．一方，高度象牙質露出にともなう冷水痛・咬合痛や，歯冠の破折をともなう実質欠損を有する場合には，MI修復の観点からコンポジットレジン修復を行っている．

ここでは，酸蝕症の進行抑制のためにまず最初に取り組むべき課題，「口腔内の酸のコントロールとクリアランスの促進」の取り組みについて取り上げる．

7-1 外因性酸蝕は酸性飲食物の摂取方法にも注意（表10）

問診の結果から，酸蝕症の病因（内因性・外因性）について情報を整理し，患者とともに生活習慣の見直しに取り組む．胃食道逆流性疾患または摂食障害（持続性嘔吐）による内因性酸蝕が疑われる場合は，紹介状などを通じて医学分野と積極的に連携を図り，内因性疾患の履歴や現状，投薬処置（種類と期間）などの状況把握につとめる．さらに，逆流・嘔吐を誘発する食生活習慣の有無についても注意を払う（→P35，表6参照）．

一方，外因性酸蝕が疑われる場合には，年齢や職種に留意しつつ，食生活習慣（酸性飲食物の摂取有無，頻度，摂取方法など）について問診票を交えて詳細に検討する．世代間における食生活習慣の違いに関しては，朝昼晩の食事内容のほか，**飲料を含む間食の有無とその内容**についても考慮する．すなわち，通学・通勤中（車の運転時など），就学時・勤務中（デスクワークなど），就寝前や休日の過ごし方など，**個々のライフスタイルの違いによる世代間の差に留意する．** 食事は毎日のことであり，同一人物においても，季節により食生活習慣が変化することから（夏季の熱中症対策としてのこまめな水分補給，チビチビ飲みなど），酸蝕症に関する問診を年数回実施し，注意が必要な季節などを絞り込むことで，メリハリのある指導内容の提供を目指す．

さらに，**酸性飲食物の摂取方法（飲み方・食べ方）も重要になる．** 飲料の場合，ペットボトルやコップから直接

PART3 酸蝕症に対応する

表10 臨床上対応に苦慮する場合のコメント例

- ●患者：熱中症対策にスポーツ飲料は欠かせない．
- ●患者：（リスクはわかるけど）炭酸飲料がやめられない．
- ○歯科：チビチビ飲みが一番危険．歯に直接ふれぬよう，ストローを活用してみては？＊

- ●患者：栄養ドリンクを飲まなきゃ仕事にならない．
- ○歯科：（少量であれば）チビチビ飲まずグッと飲み干してみては？

- ●患者：健康のために必要．黒酢も柑橘類もやめられない．
- ○歯科：（相手の健康志向を尊重しつつ）飲み方・食べ方を工夫してみては？

- ●患者：ワインが大好きでやめられない．
- ○歯科：チーズなど唾液が出るおつまみと一緒に飲むようにしては？

＊ストローの位置に注意が必要（図49）．口蓋付近に位置する場合は問題ないが，常時上顎前歯部唇面，口蓋側に直接触れている場合には，逆に酸蝕症が発症する可能性が高い．

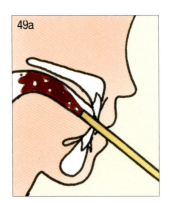
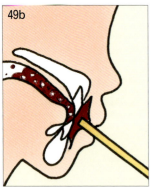
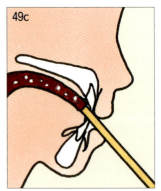

図49 前歯部唇側面や口蓋側歯頸部にストローを当てて飲む場合（図49b, c）は，ストローの先端が口腔内にある場合（図49a）よりも酸蝕の危険性が大きい[60]．

口にすることが多く，上下顎前歯部が酸性飲料に曝露した後，口腔内に拡散する傾向にある．頬粘膜や舌により保護される歯面・部位も存在するが，酸性飲料をため込む飲み方（holding）や口腔内で激しく移動させる飲み方（swishing）など，飲み方次第では酸性飲料がさらに拡散することで酸蝕症が重症化することが知られている[21]．

一方，食べ方で一番注意を要するのは，柑橘系果実の食べ方であり，前歯で直接かじる行為や，スライスした果実をなめ続ける行為はリスクが高い．

飲み方・食べ方には個人差が存在することを認識し，酸性飲食物の摂取頻度とあわせて問診時に注意深く調査する必要がある．さらに，この影響を受けやすい上顎前歯部は，通常唾液の流れにくい部位であることから，唾液による保護作用（→ P47，図27参照）についてもあわせて説明すると効果的である．

しかしながら，個人の食生活習慣に対する考えや嗜好食品をコントロールすることは，たんなる歯科口腔衛生指導をこえ，個人のQOLにまで深く関与することになりかねない．たとえば，健康志向が強く，からだによいと信じ，柑橘系果実やお酢系飲料を日々真面目に摂取するケースでは，酸蝕についての注意喚起を受け入れてもらえず，患者との信頼関係にまで影響を及ぼすこともある．とくに，健康食品として社会的イメージが強い酸性飲食物が関与するケースでは，一元的な指導が難しくなる．このあたりは，う蝕における食生活習慣指導と異なり，酸蝕症特有の難しさがある．表10に，臨床上対応に苦慮する場合を想定したコメント例を記載するので参考にされたい[61]．

7-2 酸蝕症患者への歯みがき指導をどうするか

歯が酸に曝露すると，最表層ならびに表層近傍のエナメル質が脱灰し軟化する．一度，エナメル質が軟化すると，それらは歯みがきによる摩耗の影響を受けやすい状態となり，その後実質欠損へとつながることが懸念される（図50）．このため，**長年歯みがきは，erosive tooth wearに関連する因子として認識されてきた**[2]．

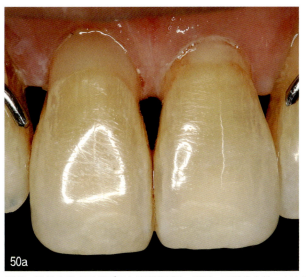
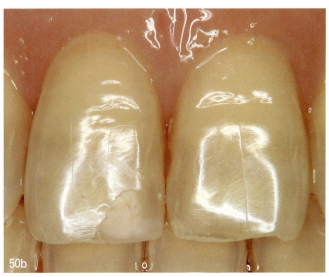

図50 酸蝕症患者の歯ブラシ摩耗2症例．**図50a** は72歳女性，りんご酢を愛飲する外因性症例．りんご酢を飲んでからすぐに硬めの歯ブラシで歯みがきする習慣がある．上顎前歯部唇面に不規則な歯ブラシ摩耗痕が無数に確認される．**図50b** は50歳女性，内因性（GERD）ならびに外因性（柑橘系果実）の混合症例．グレープフルーツやオレンジを毎朝食べ，すぐに歯みがきをする習慣がある．同様に無数の歯ブラシ摩耗痕を認める．両症例ともに酸蝕症の影響が及びやすく，唾液の保護作用を得にくい上顎前歯部で確認されている．

1 遅延歯みがきをめぐる海外の研究報告

これまで，酸蝕後すぐに歯をみがかず，ある程度の時間をおいてからみがく遅延歯みがきの効果が検証されてきた．この遅延歯みがきのコンセプトは，酸曝露後のエナメル質が唾液に触れることで再石灰化（再硬化）するための時間の猶予を期待したものである．しかしながら，酸蝕と摩耗の相乗作用は，エナメル質と象牙質で異なるインパクトを示し，**遅延歯みがきの効果は未だなお討議が重ねられている段階である**．

エナメル質を対象とした臨床研究は，エナメル質自身が硬く，実験的に歯ブラシ摩耗の差が生じにくく，また微細な差の測定評価が困難であることからあまり実施されていない．Attinらによる in vitro 研究[62]（2000）では，軟化したエナメル質が歯みがきに抵抗するのに必要な再石灰化時間を検証するため，牛歯を用い1分間のソフトドリンクへの曝露ならびに人工唾液への異なる浸漬時間を繰り返した．その結果，Attinらは，長い再石灰化時間が，歯ブラシ摩耗に対してより高い抵抗性を示すことを見出した．この研究は，人工唾液を用いて実施されているが，人工唾液は歯の表面へのミネラル沈着を阻害する唾液タンパク質を含まないため，ヒト唾液よりも高いミネラル沈着性を示す傾向にある．

ヒト唾液の働きは，in situ 研究結果に見受けられる．Jaeggi & Lussi（1999）は，7名の被験者協力のもと，クエ

PART3 酸蝕症に対応する

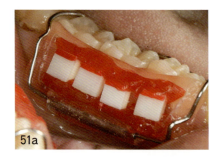
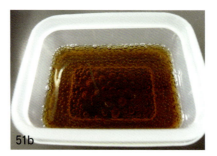
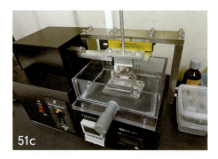
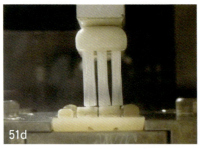
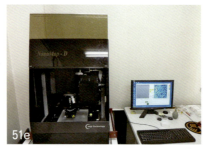
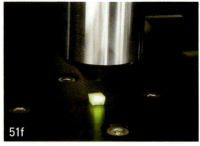

図51 筆者らによる遅延歯みがきの *in situ* 研究．口腔内装置を用いてエナメル質サンプル表層にペリクル層を形成する（**図51a**）．装置ごとサンプルを口腔外に取り出し，コーラ飲料に90秒間浸漬して酸蝕する（**図51b**）．4サンプル中3サンプルを口腔内に戻し，3分後，30分後および60分後に口腔から取り出す（残りの1サンプルは直後サンプルとする）．歯ブラシ摩耗試験器を用いて，一定荷重条件（250g）のもと歯ブラシ摩耗を行い（**図51c, d**），摩耗量はナノオーダー単位の測定が可能な白色干渉計を用いて評価した（**図51e, f**）．

ン酸溶液に3分間浸漬したヒトエナメル質サンプルを口腔内装置に装着し，0分後（酸曝露直後に歯みがき），30分後，60分後に歯ブラシ摩耗を実施した[63]．その結果，60分間口腔内に装着した場合（歯みがきを遅延した場合），エナメル質摩耗が有意に少ないことを観察し，この遅延効果と，安静時唾液分泌が関与していることを報告した．

一方，Attin ら（2001）は8人の被験者の協力のもと，酸性炭酸飲料に90秒間浸漬したサンプルを口腔内装置に装着し，0分後，10分後，20分後，30分後および60分後に口腔内から取り出し，電動歯ブラシを用いて口腔外で歯ブラシ摩耗を実施する過程を21日間実施した[64]．その結果，0分後・30分後間，0分後・60分後間，20分後・30分後間，20分後・60分後間および30分後・60分後間で各々歯ブラシ摩耗量に統計学的な有意差を認めたことを報告した．

いずれの研究においても，酸性飲料摂取直後の歯みがきが顕著な歯ブラシ摩耗を示し，30分後・60分後間において有意差を認めたことから，**研究データ上，60分後の歯みがきが推奨されている．しかしながら，日常生活を考慮すると必ずしも実行できる行為とは限らず，さらに，う蝕リスクが高い症例では，60分間遅延することがカリエスリスクをコントロールする上で必ずしも理想的であ**るとは思われないことを示唆している．さらに，*in situ* 研究と口腔内環境は異なるため，*in situ* 結果から口腔内環境を論ずることが難しいことも指摘されている．

Bartlett ら（2013）は，ヨーロッパ7ヵ国における3187人の成人を対象とした大規模疫学調査より，朝食後の遅延歯みがきと erosive tooth wear の重症度には関連性がないことを示した[20]．一部酸蝕専門家からは，この疫学調査報告を受け，酸蝕における遅延歯みがきの効果はないとの見識を示すものもいる．しかしながら，7ヵ国において徹底したキャリブレーションを行い，同一レベルの口腔内評価を行うのは困難であり，各国における wear 結果のバラツキを疑問視する意見もある．事実，論文報告からは各国における酸蝕程度の差がみてとれる．

以上の海外報告を考慮し，筆者らは，口腔内環境に可及的に近似した実験条件下において *in situ* 研究を実施した[65]．

2 筆者らによる *in situ* 研究の取り組み

上記の海外 *in situ* 研究報告は，3分間の酸性溶液浸漬や，電動歯ブラシによる荷重不明な歯ブラシ摩耗など，**やや日常生活レベルとかけ離れた実験条件下にて得られ**

CHAPTER7 酸蝕症の臨床対応❶ 生活習慣の見直しと改善

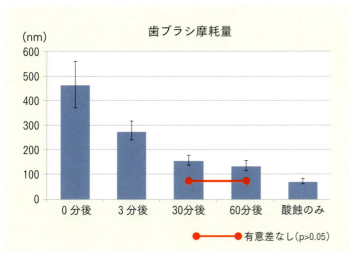

図52a 歯ブラシ摩耗量は、0分後が最大値を示し、その後経時的に減少した。0分後と比較して、3分後、30分後、60分後は有意に小さく、30分後・60分後間では有意差を認めなかった。

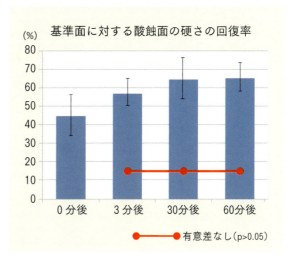

図52b 硬さの回復率は、0分後がその他の遅延時間と比較して有意に低く、その他の遅延時間(3分後・30分後・60分後)では有意差を認めなかった。

たデータであった。この要因として、当時の分析技術（μm単位）を用いて硬いエナメル質を対象とした歯ブラシ摩耗試験を実施した場合、ある程度過剰な実験条件下にて比較しないとμm単位で検出しうる差が生じにくいことが挙げられる。このため、この研究テーマに関しては、より低侵襲で日常生活に近似した実験条件が必要と考えた[65]。すなわち、10名の被験者の協力のもと、酸蝕前に口腔内でサンプル表層にペリクル層を形成し（図51a）、口腔外に同サンプルを取り出して市販酸性飲料に90秒間浸漬し酸蝕させた（図51b）。この実験操作の間、被験者は唾液採取用ガムを摂取することで（食後の口腔内環境を想定した）刺激唾液分泌を促した。その後、口腔内にサンプルを戻し（図51a）、歯ブラシ摩耗試験器（図51c, d）を用いて、一定荷重条件（250g）のもと、0分後、3分後、30分後ならびに60分後の歯ブラシ摩耗試験を実施した（0分後は口腔内に戻さない酸蝕直後サンプルとして歯ブラシ摩耗試験を実施）。

なお、本荷重条件（250g）は、歯ブラシの毛先が開かない程度の軽いブラシ圧であり、一般的に歯みがきに適正なブラシ圧とされている。以上により、過去の海外研究におけるやや過剰な実験条件とは異なり、日常生活に近似した実験条件のもと遅延歯みがき効果を検証している。このため、エナメル質サンプル上で生じる歯ブラシ摩耗量は極めて微小であり、より高度な分析技術が要求される。

本研究では、低侵襲な実験条件下における微小な歯ブラシ摩耗の差を検出するため、ナノメートル単位での高精度な摩耗量が分析可能な白色干渉計を用いた（図51e, f）。さらに、各遅延時間におけるサンプル表層の硬さの変化について超微小硬さ試験器を用いて測定し、非酸蝕面（基準面）の硬さに対する割合の算出を試みた。その結果、歯ブラシ摩耗量は、0分後を最大値として、その後経時的な摩耗量の減少傾向を認めた。また、0分後と比較し、すべての遅延時間（3分後、30分後、60分後）において摩耗量は有意に小さく、30分後・60分後間では統計学的な有意差を認めなかった（図52a）。一方、硬さの回復は、0分後がもっとも低い値を示し、その他の遅延時間内では統計学的な有意差を認めなかった（図52b）。

近年の関連論文報告では、in situ 研究における酸蝕後の唾液ミネラルの取り込み（再硬化）は、4時間に及ぶ長時間の唾液浸漬でさえもわずかな表層、または表層近傍のごく限られた部分であり、脱灰エナメル質における硬さ回復は期待できないとの指摘もある[66]。しかしながら、**本 in situ の結果からは、たとえ3分の短時間であろうとも口腔内で唾液に浸されることが重要であることが判明した。筆者は、口腔内における酸蝕後の唾液効果は、再石灰化効果（ミネラル取り込み効果）よりも、酸緩衝能の高い刺激唾液に浸されることで脱灰が中和（抑制）される効果のほうが大きいのではないかと推察している。**

なお、刺激唾液に多く含まれる重炭酸自体はエナメル

質の再石灰化を直接促進しないため[67]，前述の関連論文報告では硬さ回復が認められなかったものと考えられた．なお，重炭酸は，フッ化物イオンとの共存により再石灰化の促進，耐酸性を増強する効果が報告されている[68]．

一方，本遅延効果と被験者の唾液性状(安静時唾液・刺激唾液)について検討した結果，Jaeggi & Lussi(1999)同様に[63]，遅延効果と安静時唾液との間に相関性を示した．安静時唾液は，おもにペリクル形成時に関与したものと考えられる．さらに，臨床上，安静時唾液と刺激唾液の分泌期間を明確に区別することは困難であるものの，3分後以降も脱灰エナメル質の回復傾向が認められることから，30分後ならびに60分後において安静時唾液が関与する可能性がある．

なお，酸蝕のみの白色干渉計データを比較することで(図52a)，**歯面表層の喪失は酸蝕による影響よりもその後に続く歯ブラシの影響のほうが大きいことが明確にわかる．ここに，日々の歯みがきに潜む erosive tooth wear のリスクがある**(長期臨床症例→ P66〜67，図44参照)．事実，酸蝕症患者では，過度な歯みがきによる erosive tooth wear が散見される(→ P75，**図50**参照)．

3 酸蝕＋歯ブラシ摩耗研究の限界

臨床研究には，倫理的問題から限界が存在し，被験者に直接酸性飲食物を摂取させる行為や，う蝕と酸蝕症の両方を想定した臨床研究の実施は，被験者に危害を与える可能性が高く，事実上不可能である．このため，現代における酸蝕症と歯ブラシ摩耗に関する臨床研究は，ある程度条件を限定した研究エビデンスしか得られない．また，実施が困難な臨床研究に関連する案件に関しては，各専門家間における協議ならびにコンセンサスが必要となる．ここに，臨床と研究との乖離があり，すべての事象を研究レベルで討議できない限界が存在する．このため，前記臨床研究結果について議論する際には，各研究デザインの限界について考慮する必要があろう．

> **押さえておこう！**
>
> 遅延歯みがきに関する最新の *in situ* 研究結果から，酸蝕そのものよりも，酸蝕後に加わる歯ブラシ摩耗のほうが wear 変化に及ぼす影響が大きいことが判明した．また，歯ブラシ摩耗量は，直後歯みがきがもっとも大きく，その後遅延時間が長くなるにつれて同摩耗量が減少し，30分後・60分後間では有意差を認めなかった．酸蝕症や酸蝕症が疑われる(酸蝕症のリスクが高い)症例では，酸性飲食物摂取後の遅延歯みがきが推奨される．

7-3 オーダーメイドな歯みがきの提案へ

　前記の通り，複数の in situ 研究において，遅延歯みがきの効果が認められた．しかし研究に用いた条件が口腔内環境とまったく一致するわけではないため，この結果からすべてを推しはかることはできない．ただ，酸蝕症を考慮した場合，遅延時間に関するなにかしらの指標を示さなければ，実際の口腔衛生指導は成り立たない．

　一方，国内の食生活習慣は，高齢化社会にともなう健康志向の高まりや，若年層を中心とした嗜好品の変化により大きく変容している．このような社会状況のなか，口に入る飲食物が変化すれば口腔内の所見も変化することは容易に考えられ，う蝕・歯周病だけでなく，酸蝕症をも考慮した新たな歯みがき法に関し検討する必要がある．また，その検討内容は，**日常生活において実行可能な歯みがき法であるとともに，食に対する楽しみや満足感など個人のQOLに影響を及ぼすものでは意味がない．**

そこで，実行可能な歯みがき法を検討する上での参考資料として，現状を知ることから着手した．

　筆者らの疫学調査における歯みがきアンケートでは，歯みがきを行うタイミングとして朝食後ならびに就寝前とする回答が，そして，食後の歯みがき開始時間として30分以上とする回答が各々多く集まる傾向を示した(図53)．また，両者の組み合わせ回答として，朝食後は直後，就寝前は食後30分以上と回答するケースが多く認められ，年齢を問わず，日々の生活習慣として1日複数回の歯みがきが励行されていることが判明した[3]．

　近年，MI(Minimal Intervention)コンセプトに基づくう蝕処置ならびに術前・術後管理の概念は国内外で推進され，個々の患者の疾患管理に取り組む患者管理型歯科医療が展開されている．筆者はこの点を考慮し，酸蝕症を含む歯みがき指導法として，図54のように提案してい

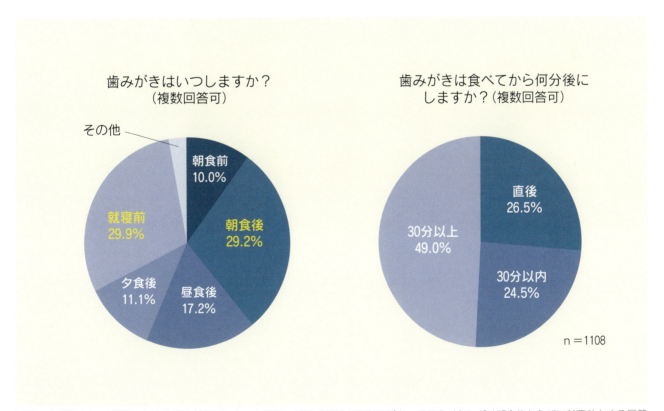

図53　疫学調査(n=1108)における歯みがきアンケート結果．1日に2回以上歯をみがき，そのタイミングは朝食後ならびに就寝前とする回答が多い．また，食後の歯みがきは，朝食では直後，就寝前では食後30分以上とする回答が多く認められた．

PART3 酸蝕症に対応する

患者ごとに個別対応した歯みがき法の提案を
下記3点に注目し個人の違いを把握して行う

① **歯列状態**（混合歯列，歯列不正など）
② **口腔衛生状態**（ブラッシングスキル，プラークの付着状態など）
③ **食生活習慣**（酸性飲食物の摂取），**胃食道逆流性疾患または摂食障害**

- 具体例1：①②③全てに問題なし
  → 従前通り（プラークコントロール）
- 具体例2：①②が良好で③に問題あり
  → 食事性酸蝕症：まずは食生活習慣に対する指導を徹底
  　摂食直後の歯みがきを避けるように指示（遅延歯みがきの推奨・30分後）
  　胃食道逆流性疾患または摂食障害：医科との連携が必要
- 具体例3：①②に問題あり（う蝕ハイリスク症例で③に問題なし）
  → 従前通り（プラークコントロール）
- 具体例4：①②③すべてに問題あり
  → まずは食生活習慣に対する指導を徹底する
  　上記の具体例3に移行
  　（胃食道逆流性疾患または摂食障害に関しては医科との連携が必要）

図54 酸蝕症への対応を含んだ歯みがき法の提案．

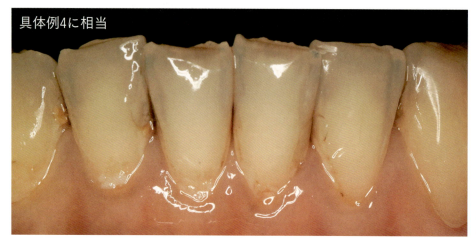

図55 具体例4に相当する症例．
①②③すべてに問題がある．

る[3]．すなわち，個人における，「①歯列状態」，「②口腔衛生状態」，「③食生活習慣，胃食道逆流性疾患または摂食障害」の3点を考慮の上，①②③すべてに問題がない場合には，従前からの歯みがきの継続を指示し（**図54，具体例1**），①②が良好で③に問題がある場合には，まずは過剰な酸性飲食物摂取の改善を目指した指導を徹底し，摂食直後の歯みがきを避けるよう指示する（**図54，具体例2**）．また，この際，「では何分後？」と目安を問われた場合には，前述の内容を考慮して30分後の遅延歯みがきを推奨している．さらに，胃食道逆流性疾患または摂食障害を認める場合には医科との連携が必要となる．

なお，う蝕ハイリスク症例など，①②に問題があり③に問題がない場合には，従前通りの歯みがきを推奨し（**図54，具体例3**），①②③すべてに問題がある場合には（**図55**），まずは食生活習慣に対する指導を徹底して行い，その後**具体例3**に移行することを指示している．

歯みがきは，歯を守る根本であり，手洗いやうがい同様に国民が自ら行う日常行為である．このため，新たな

歯みがきの提案に関しては，専門学会間における協議とコンセンサスの確立はもちろんのこと，わかりやすく，実行性をともなうものでなければ国民に受け入れられない．この点，食後の歯みがきを30分ほど遅延することは，人々に食事の余韻を楽しみくつろぐ時間を提供する点で，患者にとって受け入れやすいものと考える[69]．現段階では，食後の歯ブラシ開始時期に議論が集中しているが，食前の歯みがき，歯間清掃およびフッ化物配合歯磨剤なども含め，歯みがきを再考する必要があろう．

> **押さえておこう！**
>
> 現在では，患者管理型歯科医療がう蝕・歯周病の臨床において展開され，歯みがき指導も患者一人ひとりに合ったものへと変化してきている．う蝕・歯周病の管理と同様に，酸蝕症の臨床対応においても，オーダーメイドの歯みがき法の提示が求められている．

7-4 酸蝕症例における口腔衛生指導 その他の注意点

1 tooth wear とブラシ圧

前述のBartlettら（2013）による大規模疫学調査報告では，歯ブラシの毛質や歯ブラシの動かし方がerosive tooth wearと有意に関連していることが示されている[20]．このため，日々行われる歯みがき癖を改善することは，tooth wearを予防する上で重要である（→P75，図50参照）．とくに，ブラシ圧の問題は，指導直後には改善が認められるものの，長期的な継続が難しいと思われるケースが多く，歯ブラシの選択自体を見直すなどの介入が必要と考えている．

2 歯磨剤の影響に関する報告

また，歯磨剤がerosive tooth wearに及ぼす影響も報告されている[70,71]．筆者は，国内市場における歯磨剤の多種多様性に対し，歯磨剤に関する歯科医師および歯科衛生士への歯科教育が追い付いていない現状を危惧している．現在，う蝕予防，歯周病予防，ホワイトニング，知覚過敏抑制，またはマルチユースなどさまざまな製品が市場に出回り，消費者はその選択に悩んでいる．これに対し歯磨剤に関する歯科教育の内容は，う蝕罹患率が高い時代にそのベースが構築されており，現状に対応できているとは言いがたい．

このような状況のなか，う蝕予防に主眼をおき，「フッ化物が入っていれば何でもよい」などの回答に終始してしまうことは，果たして，酸蝕症患者に有効であろうか？

事実，酸蝕症専門家からは，従来からう蝕予防で多用されてきた，フッ化ナトリウム（NaF）やモノフルオロリン酸ナトリウム（MFP）など低〜中等度濃度・中性フッ化物の酸蝕予防効果について疑問が投げかけられている（→P87参照）．さらには，低pH値を示すフッ化物ジェルやマウスリンスなど，口腔ケア製品と酸蝕症との関連性が指摘されている一方，口腔ケア製品の酸性度は不明である．

この疑問を解決するため，筆者らはドラッグストアや歯科医院で販売されている歯磨剤のpH値ならびに歯ブラシ摩耗について比較検討を加えた[72]．すなわち，あらかじめ歯磨剤とマウスリンス43種類のpH値（ペーストは

PART3 酸蝕症に対応する

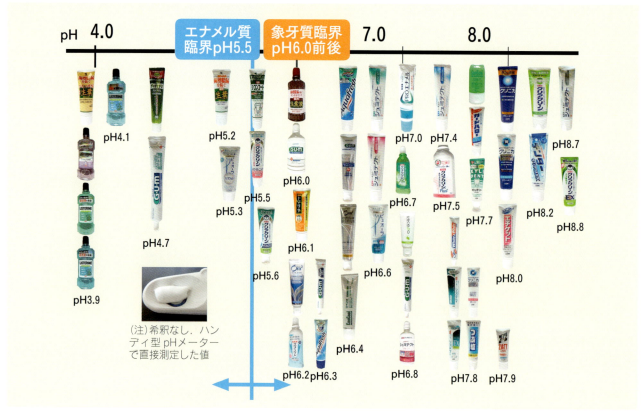

図56 歯磨剤とマウスリンスのpH値．希釈なしでハンディ型pHメーターで直接測定した（臨界pHはう蝕を想定した値）．

希釈なし，リンスは原液）を測定後（図56），同データからpH値の異なる4種類の歯磨剤（pH値の低い順にホワイトニング，歯周病予防，酸蝕歯対策，う蝕予防）を抽出し，3倍希釈したスラリーを作成後，in vitro 下にて歯ブラシ摩耗試験を実施し，白色干渉計を用いてナノオーダー単位での歯ブラシ摩耗量を比較検討した．また，サンプルは，健全歯を想定した健全歯群と，酸蝕症を想定した酸蝕群を用意した．その結果，酸蝕群ではホワイトニング用歯磨剤が有意に高い摩耗量を示し，健全歯群ではホワイトニング用歯磨剤のみ摩耗量が観察された（図58）．

酸性飲料の過剰摂取による酸蝕症の場合，上下顎前歯部で酸蝕所見を認めることが多いが，同部の着色が気になることを理由にホワイトニング用歯磨剤を使用するケースが少なくない．歯磨剤は日々使用するものであることから，微細な影響であっても蓄積することで重症化する可能性があり，酸蝕症患者がどのような歯磨剤を使用しているのかについての注意が必要である．

一般的に，歯磨剤の研磨性は，配合される研磨剤が着目され（図59a），相対的エナメル質摩耗値（Relative Enamel Abrasion: REA）や相対的象牙質摩耗値（Relative

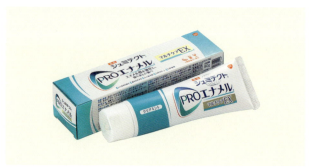

図57 酸蝕症に着目した製品（シュミテクト PRO エナメル，GSKCHJ）．ポリリン酸ナトリウム無配合によりフッ化物の取り込みや耐酸性の向上が図られている．また，低研磨性でそのpH値は中性（pH7.0）を示すほか，硝酸カリウム配合で知覚過敏抑制にも有効である．

Dentin Abrasion: RDA）といった放射性トレーサー法によって評価されてきた．本結果からは，酸蝕症例の口腔衛生指導では，歯磨剤の研磨剤はもちろんのこと，そのpH値や酸緩衝能についても検討すべきであり，持続性嘔吐など口腔内が酸性環境になりやすい症例においては歯磨剤の選択が重要であると考えられた．

また，堀場製作所協力のもと，歯磨剤に配合される研磨剤の粒子径分布を測定したところ，研磨剤の粒径は10μmが主流であることが判明した（図59b, 図60）．

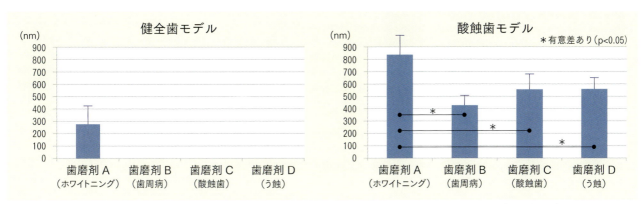

図58 歯磨剤4種を用いた摩耗実験の結果．健全歯と酸蝕歯を想定して行ったところ，酸蝕群でホワイトニング用歯磨剤が有意に高い摩耗量を示した．

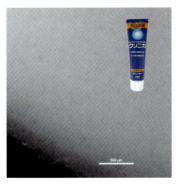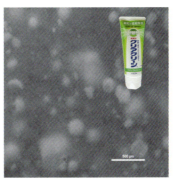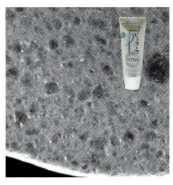

図59a 市販歯磨剤に配合されている研磨剤の粒子．一見して製品によりかなりの違いがあることがわかる．

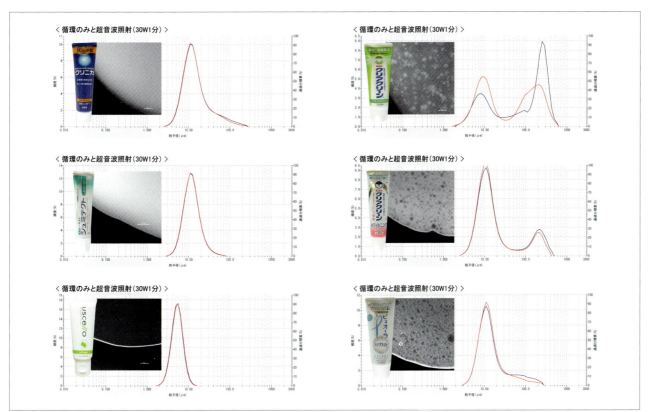

図59b 各種歯磨剤に配合される研磨剤の粒子径分布測定結果．縦軸は，左側が頻度（%），右側が通過分析算（%）を，横軸は粒子径（μm）を示す．手みがき（青線）と音波歯ブラシ（赤線）を想定し2通りで測定．その結果，研磨剤の粒径は10μmが主流であることが判明した．おもに2種の粒径（10μmと110μm）を配合する歯磨剤では，音波振動により110μmが粉砕され粒子径分布ピークが10μmへ変化する．

PART3　酸蝕症に対応する

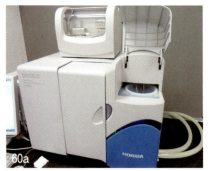
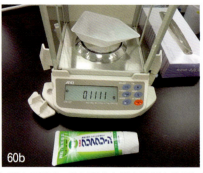
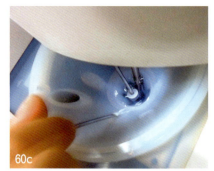

図60　歯磨剤に配合された研磨剤の粒子径分布に関する研究．粒子径分布測定装置を使用し測定（図60a）．歯磨剤を計量の上（図60b），粒子径分布測定装置に流し込む（図60c）．

　現在，研磨剤に関する情報が不足している．臨床では，硬いエナメル質の汚れはとりつつも，やわらかい象牙質を傷つけないための適切な研磨剤が必要とされる．本粒子径分布解析から，非常に簡便に配合研磨剤の粒径サイズを測定することで，歯磨剤に配合される研磨剤サイズのトレンドを知ることができた．また，分析時の超音波振動有無を比較することで，手みがきと電動歯ブラシの両状況下を想定した粒子径分布変化を知るだけでなく，研磨剤の安定度（くだけやすさ）についても情報を得ることができた．歯磨剤の研究は，日々の生活に密着した重要な研究テーマと考える．

　前述の通り，各種研磨剤の諸性能（硬さ，粒径，粒度分布など）と歯ブラシ摩耗量との関連性は不明な点が多く，今後さらなる研究が必要と考えられる．なお，**上記遅延歯みがきに関する *in situ* 試験と異なり，本研究は唾液の存在しない *in vitro*（口腔外）実験であるため，実際の口腔内環境下とは異なることをお断りしたい．**

> **押さえておこう！**
>
> 　酸性飲料の過剰摂取による酸蝕症の場合，おもにその影響は前歯に出る．エナメル質が薄くなると前歯の象牙質色が強調されやすく，また，エナメル質が不均一に酸蝕されると着色しやすいため，歯の色を気にした患者がホワイトニング用歯磨剤を使用するケースが少なくない．
>
> 　歯磨剤は日々使用するものであることから，微細な影響であっても，蓄積することで tooth wear が重症化する可能性がある．酸蝕症患者がどのような歯磨剤を使用しているのかについても，注意をはらう必要がある．

CHAPTER 8
酸蝕症の臨床対応❷
内科的対応で「攻めの予防」

酸蝕症の臨床対応で，生活習慣指導と並んで重要となるのは
重症化予防対策としての非切削介入，つまり歯質強化や再石灰化療法である．
現在，とくに再石灰化療法では，かなり有望なコンテンツも登場してきている．
こうした製品の機能評価とともに，再石灰化療法の実際をご紹介したい．

introduction
MIに基づいた臨床対応を

　酸蝕症の臨床対応は，う蝕の臨床対応と近似している．すなわちMIコンセプトに沿い，生活習慣指導を柱とした患者教育を実施し，その後，実質欠損を認めない症例では積極的に再石灰化療法に挑んで，実質欠損を有し切削介入を余儀なくされる症例のみ，最小限の切削介入とコンポジットレジン修復を行う．さらに，メインテナンス時に補修（リペア）修復が必要な症例では，実質欠損症例同様に対応する．

　MIは，2002年FDI（世界歯科連盟）から提唱された，最小限の侵襲によるう蝕治療のコンセプトである（→P86，表11参照）[73]．英語表記の持つイメージからか，歯をなるべく削らない考え方のように解釈されるケースを多々見受けるが，たんに歯の切削方法だけを問うものではない．う蝕予防，治療，管理を継続して行うことで，子供から大人まで全世代を対象に健康な歯を守ることを目指している．

　このコンセプトは，酸蝕症の臨床対応においても，重要な指針となる．生活習慣指導を柱とした患者教育を実施して（CHAPTER7），積極的に歯質強化や再石灰化療法に挑むなど非切削的な処置を行い，実質欠損を有し切削介入を余儀なくされる症例のみ，最小限の切削介入とコンポジットレジン修復を行って（CHAPTER9），その後も継続的に管理することによって歯を守っていく．こうした臨床対応は，まさにMIコンセプトに基づく内科的対応だと言えよう．ここでは，おもに実質欠損をともなわない患者への重症化予防対策として有効な非切削介入（内科的対応）を紹介する．

> **押さえておこう！**
>
> 酸蝕症の臨床対応は，う蝕の臨床対応と近似している．重症化予防対策として，歯質強化や再石灰化療法といった非切削介入が担う意義は非常に大きい．

表11 MIコンセプト[73]

削らない（非切削）介入

①口腔内細菌叢の改善：
う蝕は感染症．まずはプラークを除去し，糖分摂取を制限する．

②患者教育：
う蝕の発症メカニズムおよび予防法を説明する．

③再石灰化療法：
唾液は，脱灰・再石灰化間サイクルの上で重要な役割を担う．このため唾液の質と量を評価することが重要である．う窩形成前のエナメル質・象牙質う蝕は再石灰化療法を試み，う蝕の進行停止または再石灰化を促す．

削る（切削）介入

④最小限の侵襲：
切削はう蝕進行を停止できない，または機能的・審美的要求がある場合に限る．切削時は可及的に健全歯質を保存し，感染歯質のみを削除するよう心がけ，窩洞は接着性材料（グラスアイオノマーセメント，コンポジットレジン）で修復する．

⑤欠陥のある修復物の補修：
修復物全体を再修復するのではなく，部分的な補修にとどめることも考慮する．

表12 MIコンセプトの改定版で加わった事項

FDI Policy Statement (revision)
Minimal intervention dentistry (MID) for managing dental caries

①う蝕病変を早期に発見しリスクと活動性を評価する

②脱灰エナメル質と象牙質の再石灰化を促す

③健全歯質を最大限に保存する

④<u>テーラーメイドのリコールを提供する</u>

⑤歯の寿命を重視した最小限の修復処置を実践する

⑥劣化した修復は再修復よりリペアを検討する

MIコンセプトは2016年9月改訂版が提唱された．改訂版では新たな管理として「テーラーメイドのリコールを提唱する」が追記されている[74]（傍線は筆者）．

8-1 重症化予防対策としての「攻めの予防」に何をどう使うか

　切削介入をともなわない内科的対応の主体は，医学領域・内科分野における投薬対応に近い．冷水痛などの明確な症状を一切ともなわず，エナメル質段階の審美障害を訴える場合や，エナメル質段階・象牙質段階の移行期にあり軽度の知覚過敏や冷水痛のみを訴える場合には，筆者は知覚過敏抑制材の塗布，知覚過敏用歯磨剤の推奨，または水溶性カルシウムならびにフッ化物を配合したシュガーレスガム（POs-Ca F，江崎グリコ）を用いた歯質強化・再石灰化療法を試みている．

　以下，おもにエナメル質酸蝕を対象として記載する．

象牙質は，65〜70％が無機質であり，その無機質のほとんどがハイドロキシアパタイトである[75]．また，その結晶は，エナメル質に比べて小さいため，象牙質は酸蝕症の影響を受けやすい．一般的に，象牙質酸蝕は，コラーゲン線維の存在により，エナメル質酸蝕よりも経時的な酸蝕進行過程が遅いことが指摘されている[76]．また，象牙質酸蝕の場合は，露出コラーゲン層の保護が重要であり，コラーゲン溶解抑制を目的としたタンパク質分解酵素阻害剤の使用が試みられている[77,78]．

8-2 酸蝕症におけるフッ化物の応用

　う蝕予防効果の高いフッ化物は，酸蝕症の内科的対応としても有効である．フッ化物は，う蝕予防においてもっとも高い信頼性（エビデンス）を得ており，酸蝕症においても処理歯面の耐酸性向上が期待される．

　しかしながら，酸蝕症専門家からは，従来からう蝕予防で多用されてきたフッ化ナトリウム（NaF）やモノフルオロリン酸ナトリウム（MFP）などのフッ化物の酸蝕予防効果に対し疑問が投げかけられている．その理由の一つとして，Lussi（2014）は，フッ化物配合歯磨剤の普及によりう蝕罹患率は世界的に減少しているものの，酸蝕症は減少していないことが何よりの証拠であることを指摘している[8]．

　また，Huysmansは，酸蝕能を有する酸性物質のpH範囲はpH2.0～5.0であるため，フッ化物による酸蝕抑制効果は，ひいき目に見てもあまり期待できず，たとえいくつかの研究報告でその有効性が指摘されていても再考すべきである，との見解を示している[79]．その理由として，フッ化物より得られた耐酸性層が酸蝕に対して十分な耐酸性を有していないことが示唆されている．すなわち，酸蝕はう蝕と異なりバイオフィルムを介さず，衛生状態が良好な歯面においても発症し，咬耗・摩耗との混在から，継続的な酸蝕による軟化表層部の喪失が短時間で生じることから，フッ化物による再石灰化効果が得られないままに脱灰が進行する可能性を挙げている．このため，フッ化物の酸蝕症への応用は，再石灰化効果よりも歯面保護を主たる目的とすべきことを示唆している．

　酸蝕症におけるフッ化物の効果は，おもに2つの側面が考えられる．すなわち，フッ化ナトリウムやモノフルオロリン酸ナトリウム配合フッ化物の場合，う蝕予防同様に，エナメル質表層にフッ化カルシウム（CaF_2）様沈着層が生成し，これが酸蝕時に溶解することで下部エナメル質を保護する[80]．この効果は，5000ppmなど高濃度フッ化物での検証結果であり，各国のフッ化物配合上限濃度は異なるため（国内は1500ppm以下），一般論として解釈することは難しい[74]．

　さらに，もう一つは，フッ化スズ（SnF_4）やフッ化チタン（TiF_4）など多価金属性・酸性フッ化物（polyvalent metal fluoride）を使用した際，処理歯面に観察される耐酸性を有する金属沈着層の存在である．現状，酸蝕時の歯面保護を検討した研究報告レベルでは，フッ化ナトリウムやモノフルオロリン酸ナトリウム配合フッ化物よりも多価金属性・酸性フッ化物のほうが高い酸蝕抑制効果を示している[81]．しかしながら，どちらの場合も，より厳しい（シビアな）酸蝕条件下では短時間しか酸蝕抑制効果が得られず，より高頻度に対象歯面へ応用する必要があるので，実際の効果は使用するユーザーの性格や好み，生活行動などに左右される．

8-3 酸蝕症におけるレジン系材料の応用

　酸蝕対策として，ボンディング材やシーラント材料などを用いたレジンコーティングが試みられている[82,83]．両材料ともに，含有するフィラー特性や対摩耗によりその持続効果が異なり（ボンディング材：3ヶ月[82]，シーラント材料：6～9ヶ月[83]），シーラント材料のほうが被膜厚さが厚くなる傾向がある．

8-4 酸蝕症における知覚過敏抑制剤の応用

近年，国内の知覚過敏症例は増加傾向にあり，セルフケア用・プロフェッショナルケア用ともにさまざまな製品が販売されている．この背景として，前記MIコンセプトのもと，「なるべく削らない・なるべく抜かない」歯科治療が主流となり，抜髄などのエンド処置が減少することで有髄歯が増え，さらに中高年以上の世代の残存歯数が増加していることが挙げられる．

セルフケア用の代表製品は，知覚過敏抑制歯磨剤であり，多くの製品に知覚過敏抑制成分として硝酸カリウム（KNO_3）が含有される．主たるメカニズムとしては，硝酸カリウム由来のカリウムイオンが象牙細管を通じ神経末端部に作用することで，過敏傾向にある神経部の鈍麻作用が生じ知覚過敏が抑制されることが指摘されている．プロフェッショナルケアで使用する多くの知覚過敏抑制剤が，口腔内に開口した象牙質細管を直接封鎖することで，チェアサイドで即時的な抑制効果が得られるようデザインされているのに対し，歯磨剤による鈍麻作用は日々使用し続けることで徐々に効果が得られるため，口腔衛生指導では信頼できる製品の選択が重要となる．

現在，プロフェッショナルケア用知覚過敏抑制剤としては，化学（自家）重合型から光重合型まで，各社からさまざまな製品が開発・販売されている．知覚過敏症例の増加に加え，それらの製品の操作性（おもな臨床操作は歯面塗布のみ）が高いことから，日々の臨床での汎用性が高く，酸蝕症患者にとっても身体的・精神的負担の少ない処置と言える．

また，この汎用性の高さから，チェアサイドに常備できる保管面が考慮され，冷蔵庫保管を必要としない化学（自家）重合型の製品が増えた．また，塗布後の水洗を可能とすることで，歯頸部付近（歯周ポケット内）に貯留する余剰分の歯周組織に対する影響を軽減させる製品もある．さらに，近年では，フッ化物やカルシウム素材を配合することで，耐酸性効果やミネラル沈着効果など，さらなる高機能化を目指す傾向にある．

一方，酸蝕症は，知覚過敏との関連も指摘されている[84]．山本は，一度閉鎖された象牙細管内の沈着物が酸蝕により溶解することで，再び過敏傾向を示す可能性を指摘している[85]．また，知覚過敏は，たびたび胸やけや胃逆流を認める被験者との強い関連性が認められており，より少ない頻度ではあるものの，嘔吐との関連性も報告されている．筆者は，この知覚過敏抑制剤のさらなる高機能化（カルシウム素材やフッ化物の配合など）こそが，酸蝕症への内科的対応（攻めの予防・重症化予防対策）の将来を担うものとして大きく期待を寄せている．すでに，いくつかの関連研究で，塗布歯面における耐酸性の獲得が報告されており[86]（**図61, 62**)，今後は知覚過敏抑制のみならず，う蝕・酸蝕症双方に寄与する歯科材料として，その適応範囲が拡大するものと考えられる．

図61 知覚過敏抑制剤の塗布歯面における耐酸性の獲得．in vitro 下にて，リン酸四カルシウム（TTCP）＋無水リン酸水素カルシウム（DCPA）＋950ppmフッ化ナトリウム（NaF）配合知覚過敏抑制剤（APペースト，クラレノリタケデンタル），CPP-ACP配合カルシウムペースト（MIペースト，ジーシー），フッ化ナトリウム（NaF）水溶液（950ppm）および（コントロールとして）蒸留水のいずれかをエナメル質歯面に塗布後，脱灰ゲル・再石灰化液に浸漬するサイクルを28日実施後の断面像（レーザー顕微鏡像，スケールバー：84.4μm）．APペーストおよびNaF水溶液では塗布歯面に耐酸性層が認められる[86]．

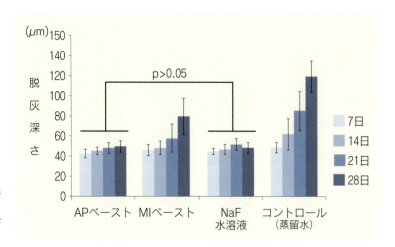

図62 各実験群における7日・14日・21日・28日後の脱灰深さ変化. 脱灰深さは光干渉断層計(OCT)を用いて経時的に測定. APペーストとNaF水溶液間では統計学的有意差を認めない(p>0.05)[86].

8-5 酸蝕症におけるカルシウム素材の応用

この他，酸蝕症に対しCPP-ACP(Casein Phospho Peptide-Amorphous Calcium Phosphate：カゼインホスホペプチドと非結晶性リン酸カルシウムの複合体)を中心とするカルシウム素材の応用が検討されている[77,87]．**これは，酸蝕部の再石灰化よりも，表層部へのミネラル沈着層の形成を目指すものである**[76,77]．すでにいくつかの関連論文があるが，酸蝕におけるミネラル取り込みは，わずか表層，または表層近傍の脱灰(軟化)エナメル質層に限られていることが報告されている[77]．

その要因として，う蝕が脱灰と再石灰化のバランスのなかで脱灰に傾いた際に進行するのに対し，脱灰ダメージのより強い酸蝕では再石灰化の関与する割合が少なく，脱灰状態が比較的長く続くため，口腔内でミネラルが拡散するのではないかと推察されている[8]．なお，関連研究の多くは試験管レベルの研究(in vitro 研究)であり，今後の，より質の高い臨床研究報告が待たれる．

一方，水溶性カルシウム素材のう蝕予防効果(再石灰化効果)に関しては，多数論文報告がある．**本項では，デザイン性に優れた質の高い臨床研究報告をもとに，カルシウム素材のう蝕予防効果を中心に解説する．**

1 カルシウム素材の効果の現状

う蝕・酸蝕症の脱灰課程では，健全歯質からカルシウムやリンなどのミネラル成分が溶出する．この状況でフッ化物のみを供給した場合，脱灰歯質との反応による耐酸性層の獲得が期待されるものの，十分な再石灰化が生じるためには，唾液中や脱灰表層部に残存するであろうカルシウム量では不足することが予測される．

フッ化物の抗う蝕メカニズムは，歯表層におけるフッ化物イオンの局在化である．とくにプラーク内のカルシウムとリンイオンの存在と局在化により，フルオロアパタイトの飽和度は増加し，このためフルオロアパタイトとのエナメル質再石灰化がもたらされる．いくつかの in vitro ならびに in vivo 研究では，フッ化物の再石灰化効果はエナメル質最表層に限られていることが観察され，脱灰深部は脱灰状態のままであることが報告されている[88]．筆者は，この傾向は高濃度フッ化物でより高いように感じている．このため，エナメル質白斑(白濁，white spot lesion)に対する再石灰化療法では，フッ化物調剤のみの処置は得策ではないと考えられる．

これを補うものとして，CPP-ACPやPOs-Ca(Phosphoryl Oligosaccharides of Calcium：リン酸化オリゴ糖カルシウム)などの食品由来カルシウム素材(bioavailable Ca)が開発され[89]，市販のデンタルガムや歯面塗布剤に配合されている．

PART3 酸蝕症に対応する

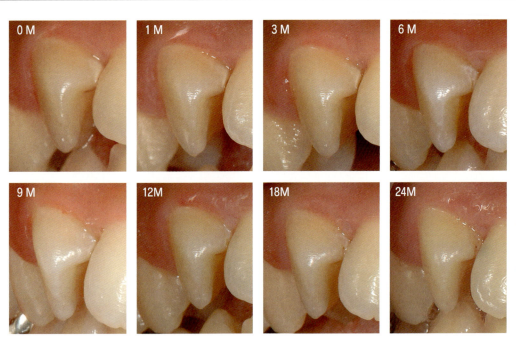

図63 CPP-ACPを配合したMIペーストを用いた再石灰化療法症例．19歳女性．口腔衛生状態は比較的良好で前歯部の白斑による審美障害が主訴だった．しだいに白斑が消失している．

CPP-ACPやPOs-Caは，ともに食品素材であるため安全性が高く，多くの関連研究でエナメル質再石灰化に寄与することが報告されている．しかしながら，多くの臨床研究で，同カルシウム素材配合製品を応用しても，すべての白斑が完全に再石灰化する結果は得られていない．筆者は，その主たる要因として以下の3点を推察している．

① 再石灰化可能な白斑とそうでない白斑の鑑別ができていない
② 口腔内環境が改善されなければ良好な再石灰化効果は得られない
③ 再石灰化に時間を要する

まず，①に関してであるが，前述の通り，すべての白斑症例で完全な再石灰化治癒を得ることは困難である．筆者は，過去に数多くの白斑症例に対し，CPP-ACPまたはPOs-Ca配合製品を用いて再石灰化療法を試みてきたが，すべての症例で満足のいく結果を得られたわけではない[90]．

白斑には，エナメル質初期う蝕（う蝕原性：急性・慢性）以外に，エナメル質形成不全症などう蝕と関連のないもの（う蝕非原性）も存在するが，過去の多くの臨床研究では，それらの区分けなく再石灰化促進剤の再石灰化効果のみが比較検討されてきた傾向にある．このため，再石灰化促進剤の真の効果を検討するには，再石灰化可能な白斑の病態に関する臨床研究が必要な状況にある[91]．現段階では，慢性化したエナメル質初期う蝕およびエナメル質形成不全症に対し，表面処理を施すことなく（無処理）カルシウム素材の適応のみで再石灰化効果を得ることは困難であるかもしれない．唾液タンパク質などの影響により，カルシウム素材の白斑内部への浸透が阻害される可能性が考えられるからである[92]．

これに対し，一部の海外研究者は，再石灰化が困難な白斑表層に酸処理を施すことで，カルシウム素材の浸透性を向上させる試みを提案している[93]．また，国内においても，歯のホワイトニング剤を同じ目的で応用することで，再石灰化効果を向上させる試みが検討されている[94]．

今後は，各種白斑の再石灰化能に関する研究が進み，事前に白斑の再石灰化能を予測できる評価システムが確立されることが望まれる．また，再石灰化が困難な白斑に対しては，MIコンセプトに準ずる実質欠損う蝕治療同様に，最小限の侵襲で再石灰化効果が得られるような術式の確立が期待される．なお，臨床現場においては，再石灰化が十分に得られない症例があることを事前に患者に説明しておくなど，慎重な対応が必要と考えられる．

つぎに②に関しては，前述のMIコンセプトに則して，再石灰化療法を試みる前に，口腔内環境を改善する必要がある．う蝕リスクの高い患者が二次う蝕を繰り返す場合，多くの症例においてこの問題が存在する．二次う蝕

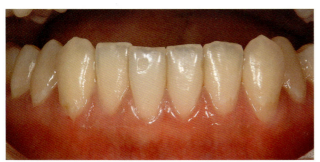
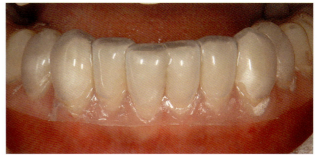

図64 ホワイトニング用トレーを応用した再石灰化療法．トレーにMIペーストを適量入れ，週2〜3回，30分間以上装着することで，唾液などの影響なく再石灰化促進剤を作用させる．MIペーストを歯頸部に確実に作用させるためトレーマージンを長めに設定する．

予防同様に，口腔内環境の改善なくして良好な再石灰化療法の結果は得られない．今や，う蝕はその原因が明確になりつつあり，削って治すものではなく，予防可能な疾患として，患者とともに管理することでその発症または重症化を予防するもの，との認識へと変わりつつある．患者とのコミュニケーションスキルをみがき，ときに寄りそう立場からこの共同作業を支える必要がある．

③の例として，**図63**に，CPP-ACP配合MIペーストを用いた再石灰化療法症例を示す[95]．患者は19歳女性．口腔内の衛生状況は比較的良好で，上顎前歯部の審美障害を訴えていた．問診ならびに口腔内診査により，主たるリスク因子として，同部位の歯列不正が考えられ，歯間部清掃を含めた口腔内環境の改善から着手した．患者が，同部位に関する問題点を十分に認識し，デンタルフロスによるセルフケアが可能となった後，MIペーストとホワイトニング用トレーを応用した再石灰化療法を開始した．すなわち，就寝前の歯みがき後，あらかじめ作製しておいたトレー（**ペーストが歯頸部に十分作用するためにトレー歯頸部マージンは長めに調整する**，**図64**）にMIペーストを適量入れ[96]，週2〜3回30分間以上装着した．

これを1年以上に渡り実施した結果，開始6ヶ月後から色調改善の兆候を認め，9ヶ月後には審美的に患者の満足が得られる結果が得られた．この間，侵襲的な切削介入はなく，フッ化物配合歯磨剤など他のフッ化物との併用も行っていない（評価期間中はフッ化物非配合歯磨剤を使用）．MIコンセプトのもと，一切の外科的介入なく，水溶性カルシウム素材配合製品による白斑への再石灰化効果が得られた．

しかしながら，その経過期間の長さに着目すると，臨床的に満足のいく結果とは言いがたい．すなわち，同再石灰化療法に要する期間は比較的長く，同様な試みを行う上で，誰しもが長期間高いモチベーションを維持することは困難である．同じトレー法を用いたホワイトニングの場合，2週間前後でその効果が得られることから，少なくとも1ヶ月後に患者目線で理解可能な再石灰化の兆候が必要ではないかと考える．

また，患者との共同作業において，1ヶ月後の評価時に，ある程度の再石灰化効果を得られない場合，その後のモチベーション維持（継続）が難しくなる可能性もある．この問題は，後述するフッ化物との共存を図ることで，その解決の道をみつけはじめている．

8-6 カルシウム素材とフッ化物の共存

　水溶性カルシウム素材配合による口腔内カルシウム濃度の増加は，歯質脱灰部の再石灰化につながるものの，臨床上その効果を十分に得るまでは時間を要する傾向にある．一方，フッ化物が口腔内環境下で，歯の再石灰化や耐酸性付与のために機能するには，歯質に取り込まれやすいように，イオン化している必要がある．また，低濃度フッ化物イオンは，エナメル質再石灰化を促進させることが報告されている[97]．さらに，ten Cate は，フッ化物は継続的な再石灰化プロセスのなかでミネラルの取り込みを高め，脱灰によるミネラル喪失を抑制することを報告している[98]．

　エナメル質脱灰部で，より早期に再石灰化傾向（効果）を得るためには，水溶性カルシウム素材由来のカルシウムイオンと，フッ化物イオンとの共存が望ましい．しかしながら，口腔内環境下で，アクティブなカルシウムイオンとフッ化物イオンとの共存は容易ではなく，一般的に両者は歯質表面でフッ化カルシウムとして析出するため，歯質に取り込まれなくなることが示唆されてきた．このため，水溶性カルシウム素材由来のカルシウムイオンが，アクティブなカルシウムイオンとして再石灰化に寄与するためには，フッ化物イオンとの反応を軽減し，口腔内で両イオンがイオンのまま共存する必要がある．近年，歯科分野における水溶性カルシウム素材は，両イオンの共存が得られるようにデザインの開発が進められている[99,100]．

1 シュガーレスガムの高機能化

　現在，シュガーレスガムの再石灰化効果が社会的に注目されている．わが国では，消費者庁によりこれらガムに対し，特定保健用食品としてその効果を製品パッケージに表記することが許可されており，キシリトールガム（ロッテ），リカルデント（モンデリーズ・ジャパン），そしてポスカ（江崎グリコ）などが販売されている．一般的には，キシリトールがう蝕予防に有効として広く認知されてはいるが，**キシリトールはこれらのガムすべてに配合され**，それに加え，リカルデントには牛乳から抽出されたCPP-ACPが，またポスカにはジャガイモから抽出されたPOs-Caが添加されている．

　一方，国際的には，「WHOテクニカルレポート」において，う蝕リスクと食品の関連性についてのエビデンスがランク付けされているが，う蝕リスク軽減効果が有望なのはフッ化物のみであり，ついで，ハードチーズおよびシュガーレスガムが「可能性あり」として位置づけられている（**表13**）．

　ここで注目すべき事項としては，キシリトールへの評価が挙げられる．わが国における知名度とは異なり，キシリトールへの評価は，国際的には「もしかして」という程度の位置づけに過ぎない[101]．また，近年，「コクラン・レビュー」（ランダム化比較試験など質の高い研究データを，データの偏りを限りなく除き分析することで特定の疾病に対する治療行為の有効性を示すレビュー）において，**キシリトールのう蝕予防・修復効果には現時点で十分なエビデンスが認められないことが報告されている**[102]．国内歯科医療関係者は，この点を認識する必要がある．

　う蝕予防において，ガムが注目される一つの理由として，咀嚼時の唾液分泌量増加効果が挙げられる．唾液が初期エナメル質う蝕の再石灰化に重要であることは言うまでもないが，ガムはその分泌量を増加させる上で最適な食品である．同じく，グミにも唾液分泌量を増加させる効果があるが，口腔内にとどまる時間はガムのほうが長い．

　さらに，国産シュガーレスガムは，平均20分以上も味がもつようにデザインされ，比較的長時間の唾液分泌が期待できる．唾液の持つ洗浄効果と酸緩衝能に加え，ガム由来のカルシウム供給効果とあわせると，即時的な口腔内酸性環境の改善が望める．

　近年，水溶性カルシウム素材ならびにフッ化物配合のシュガーレスガムが，歯科専売品として発売された（POs-Ca F，江崎グリコ，**図65**）．POs-Ca Fは，水溶性カルシウムとしてPOs-Caを，フッ化物含有素材として緑茶エキス（ポリフェノール低減素材）が配合された世界初のシュガーレスガムである．

表13 「WHOテクニカルレポート」では，う蝕軽減効果で有望なのはフッ化物のみとされ，キシリトールそのものへの評価は，わが国での知名度と異なり「もしかして」という程度の位置づけに過ぎない．一方，カルシウム素材配合のシュガーレスガムの再石灰化作用があらたに注目されている[101]．

根拠のレベル	リスク軽減	無関係	リスク増加
有望(convincing)	フッ化物	デンプン(主食)摂取	砂糖の量と頻度
可能性あり(probable)	ハードチーズ シュガーレスガム		
もしかして(possible)	キシリトール 食物繊維，ミルク	新鮮な果物	低栄養
不十分(insufficient)	新鮮な果物		

　これまで，シュガーレスガムに，水溶性カルシウムと同時にフッ化物が配合されてこなかった背景として，その技術的な困難さと安全性の問題があった．POs-Ca Fでは，カルシウムはリン酸オリゴ糖カルシウムとして存在するために，化合物の形成が抑制され，フッ化物はイオンとして存在することが可能である．また，POs-Ca Fでは，緑茶からの抽出物で食品として流通しているフッ化物が配合され，30粒のガムを摂取したとしても，500mlの市販の緑茶ペットボトル1本を飲んだときのフッ化物摂取量と同等である．
　こうしたことから，POs-Ca Fのフッ化物については，質，量ともに極めて安全である．このように，国産シュ

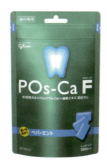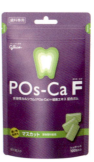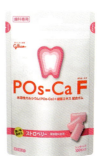

図65　POs-Ca F（江崎グリコ，発売 モリタ）

ガーレスガムの高機能化は，日本の高い技術があってこそはじめて食品化されたものである．

> **押さえておこう！**
>
> 　機能性ガムは，砂糖の代わりにキシリトールなどの甘味料を加えて，う蝕の原因にならない旨を訴求したシュガーレスガムのほか，機能性素材・成分を加え，う蝕予防，口臭予防，眠気防止などに関する特定の機能を訴求したガム製品が対象となる．「WHOテクニカルレポート」では，う蝕リスク軽減効果が有望なものとしてフッ化物が挙げられ，キシリトール自体は，残念ながら，ハードチーズやシュガーレスガムより評価が低い．そうしたなか現在は，う蝕軽減効果が有望なフッ化物配合の機能性ガムへの期待が高まっている．

PART3　酸蝕症に対応する

8-7　Ca/F配合ガムの再石灰化効果を検証する

1　口腔内環境下での検証

　筆者らは，ヒト口腔内環境下において，POs-Ca Fの初期エナメル質う蝕の再石灰化効果について検討するため，被験者36名の協力のもと，初期エナメル質う蝕サンプルを装着した口腔内装置を用いて，二重盲検クロスオーバー比較臨床試験を行った(**図66**)[103]．二重盲検試験では，術者も被験者も使用するガムの情報を知らずに臨床試験に臨み，コントローラーと呼ばれ臨床試験に直接関与しない人物のみがその情報を保持する．すなわち，使用するガムはすべて同じに包装され(**図67**)，コントローラーにより暗号化された記号のみが表示される．臨床試験期間中，術者はガムの種類を知らずに被験者に提供し，被験者はガムの種類を知らされないまま摂取し，すべての臨床試験が終了後，コントローラーよりガム情報が開示される．

　本研究では，コントロールガム(POs-Ca・フッ化物ともに無配合)，POs-Ca，POs-Ca Fの3種のガムを1回2粒，1日3回，14日間摂取し，その後口腔内装置より取り出し，薄切，包埋，研磨後，再石灰化の有効性評価を行った．

　また，事前に in vitro にてガム粉砕物を人工唾液に浸漬し抽出した場合の各種イオン溶出量について検証した結果，POs-Ca Fの20分浸漬後には，カルシウムイオンがPOs-Caと同等の7.3mMが検出される一方，15分後および20分後に1ppm前後のフッ化物イオンが検出されている(**表14**)．**これにより，効果的なエナメル質再石灰化に必要なアクティブなカルシウムイオンとフッ化物イオンとの共存が確認された．**

　本 in situ 研究*におけるPOs-Ca Fガムの再石灰化に関する有効性については，再石灰化部のミネラル回復率，硬さの回復率およびフッ素の取り込みについて各々評価を行った．ミネラル回復率は，TMR(Transversal Micro Radiography)分析より得られたミネラル量(密度)変化から算出した．その結果，POs-Caは21.9±10.6%，POs-Ca Fでは26.3±9.4%と，いずれもコントロール群の15.0±11.4%よりも有意に高いミネラル密度の回復

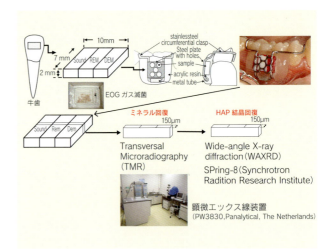

図66　口腔内装置を用いた二重盲検クロスオーバー比較臨床試験．

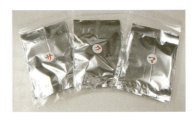

図67　すべて同じように包装されたガム．

表14　3種(コントロールガム，POs-Ca，POs-Ca F)ガム粉砕物の人工唾液中でのイオン溶出量データ．POs-Ca Fではカルシウムイオンとフッ化物イオンが共存している．

	抽出時間	Ca(mM)	P(mM)	F(ppm)
コントロールガム	5分	2.5(0.2)	3.1(0.3)	0.07(0.03)
	10分	2.6(0.1)	3.1(0.3)	0.06(0.02)
	15分	2.9(0.9)	3.2(0.2)	0.06(0.01)
	20分	2.5(0.2)	3.2(0.3)	0.06(0.01)
POs-Ca	5分	4.1(0.5)	3.2(0.3)	0.05(0.03)
	10分	5.7(0.4)	3.1(0.3)	0.07(0.01)
	15分	6.4(0.9)	3.2(0.4)	0.08(0.01)
	20分	7.1(0.8)	3.3(0.4)	0.07(0.01)
POs-Ca F	5分	4.5(0.1)	3.2(0.2)	0.52(0.13)
	10分	5.9(0.1)	3.2(0.2)	0.84(0.15)
	15分	7.0(0.5)	3.3(0.2)	1.03(0.21)
	20分	7.3(0.5)	3.3(0.3)	1.25(0.31)

＊ *in situ* 研究：その細胞(臓器)が生物個体内で本来あるべき場所での研究．ちなみに，*in vitro* 研究は試験管内(生体外)での研究を，*in vivo* 研究は生体内での研究を各々示し，*in vivo* 研究がもっとも口腔内に近い．(→P4参照)

CHAPTER 8 酸蝕症の臨床対応❷ 内科的対応で「攻めの予防」

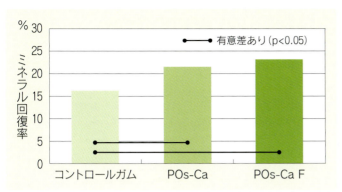

図68 コントロール群よりも有意に高いミネラル密度の回復が認められた．

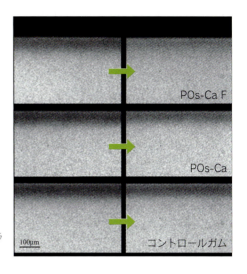

図69 各実験群のマイクロラジオグラフィー像．表層化脱灰の変化に注目．

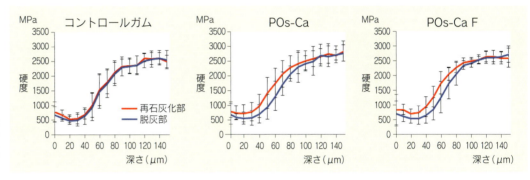

図70 表層から10μmまでの最表層部でPOs-Ca Fの硬さ値に変化は認められない．

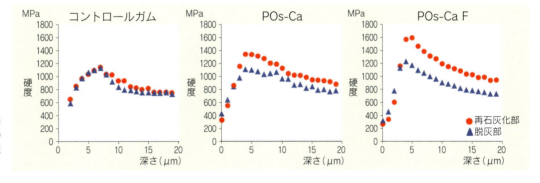

図71 1μmごとの追加測定でPOs-Ca Fの有意に高い硬さ値を認めた．

が認められた（$p<0.05$）（図68）．

図69に，各実験群の代表的なマイクロラジオグラフィー像を示す．POs-Ca F群は，他の2群と比較して，明確な再石灰化傾向を認める（表層下脱灰部における色調変化に着目）．

脱灰されたエナメル質の硬さ回復率は，コントロールガムでは，脱灰部および再石灰部間の硬さの回復が認められないのに対し，POs-CaガムとPOs-Ca Fガムでは，脱灰部よりも再石灰化部の硬さの回復を認めた．また，表層から10μmまでの最表層部に着目すると，POs-Ca Fで硬さ値変化が認められないことから（図70），表層20μmまでの1μm深さごとの硬さ値について追加測定したところ，表層から10μm付近で，POs-Caより有意に高い硬さ値を示した（図71）[104]．さらに，フッ素分布について二次イオン質量分析を行った結果，POs-Ca F咀嚼後の再石灰化部において，その脱灰部では認められないフッ素分布が確認された（図72）[104]．このことは，日々フッ化物配合ガムを摂取することにより，ガム由来の微量フッ化物が初期エナメルう蝕最表層部に取り込まれたことを示している．

PART3 酸蝕症に対応する

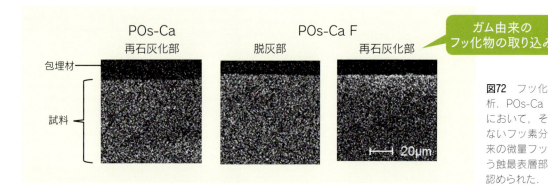

図72 フッ化物の二次イオン質量分析．POs-Ca F 咀嚼後の再石灰化部において，その脱灰部では認められないフッ素分布が確認され，ガム由来の微量フッ化物が初期エナメル質う蝕最表層部に取り込まれたことが認められた．

8-8 より高次元な検証では

1 再石灰化から再結晶化へ

　本研究では，従来の再石灰化研究で主流であったTMR分析によるミネラル量（密度）の変化に加え，脱灰エナメル質における結晶性の変化に関して，より詳細な検討を加えた[103]．すなわち，広角エックス線（大型放射光施設：Spring-8）を用いて，健全部，脱灰部ならびに再石灰化部のハイドロキシアパタイトの結晶量および結晶の並び方（配向性）を評価した．その結果，脱灰部は，たんにカルシウムやリンなどのミネラル成分が失われるのではなく，エナメル質の主たる構造体であるハイドロキシアパタイトが結晶単位で崩壊し，ナノサイズからミクロサイズの空隙が生じていることが観察された．

　また，**再石灰化部では，ハイドロキシアパタイト結晶量の回復が観察され，しかも健全部と同じように規則的な結晶配向性を有していることが判明した**．結晶間の隙間が比較的少なく，健全部に近似したハイドロキシアパタイト結晶の回復は，再石灰化部が再度酸に曝露した場合の耐酸性を考慮する上で臨床的意義が非常に高い．たとえば，ブロック壁が崩壊した場合，慌ててブロックを積み上げ不規則で隙間だらけの壁と，規則正しく丁寧に積み重ね上げた隙間の少ない壁では，どちらの耐久性が高いであろうか．**本結晶レベルにおける質と量の回復は，その後健康な歯を守る上で大きな意味を持つ**（図73）．

　なお，ハイドロキシアパタイト結晶回復率は，POs-Ca F では24.9±5.4%で，POs-Ca の16.4±4.1%およびコントロール群の11.1±4.8%よりも有意に高いことが判明した（**図74**）[103]．POs-Ca F が，唾液中のカルシウム・リンの比率をアパタイトの比率に近づけたことによりコントロールガムよりもミネラル回復率が向上し，さらに，再石灰化を促進する微量フッ化物を配合していることが，再結晶化において効果的に機能したものと考えられる．

　今回のようなエナメル質結晶レベルまで踏み込んだ再石灰化研究は，国際歯科学術界において貴重な報告となり，また食品科学分野では世界初の研究報告としても注目を集めている．**再石灰化の研究は，結晶レベルまで言及できる時代を迎え，あらたな段階に入ったと言える**．

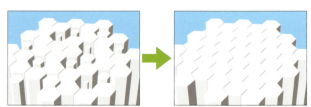

図73 再結晶化のイメージ図．結晶レベルでの規則正しい再石灰化（再結晶化）が健康な歯を守る．

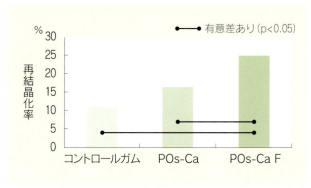

図74 ハイドロキシアパタイト結晶回復率は，POs-Ca F で有意に高いことが判明した．

CHAPTER8 酸蝕症の臨床対応❷ 内科的対応で「攻めの予防」

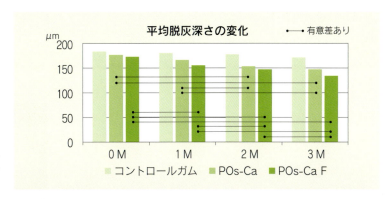

図75 POs-Ca, POs-Ca Fのエナメル質白斑に対する再石灰化効果の検証. POs-Ca, POs-Ca Fはコントロールガムよりも有意に高い再石灰化効果を示した.

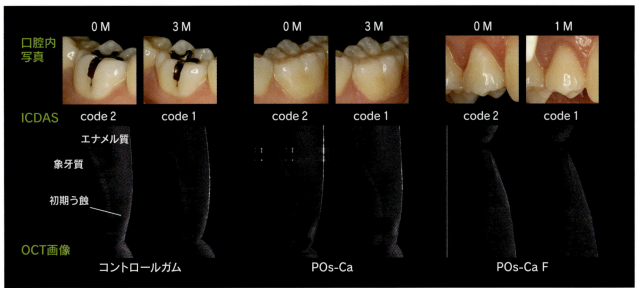

図76 POs-Ca Fは, 摂取1ヶ月後に早くもコントロールガムよりも有意に高い再石灰化効果を示した. これは, フッ化物無配合のPOs-Caには見られない傾向である.

2 質の高い臨床研究データにみるエナメル質白斑の再石灰化効果

　現在，歯科臨床研究において，もっとも高いエビデンスが得られる試験方法は，二重盲検ランダム化比較試験（double-blind randomized controlled trial）である．この手法のもと検証された歯科材料・製品の効果効能に関するエビデンスは，科学的根拠の質がもっとも高いものとされている．同試験では，術者も被験者も，使用するガムの情報を知らずに臨床試験に臨み（二重盲検），コントローラーと呼ばれ臨床試験に直接関与しない人物のみがその情報を保持する．すなわち，前述の二重盲検・クロスオーバー比較臨床試験と同様に，使用するガムはすべて同じに包装され（図67），コントローラーにより暗号化された記号のみが表示される．臨床試験期間中，術者はガムの種類を知らずに被験者に提供し，被験者はガムの種類を知らないまま摂取し，すべての臨床試験が終了後，コントローラーよりガム情報が開示される．それに加え，各被験者が摂取するガムのグループ割り付けは，コンピュータプログラムを使用しランダムに行う．このため，機密性が保たれ，恣意的な要素が関与しないため，結果に公平性が担保される．

　筆者らの研究グループは，この二重盲検ランダム化比較試験を用い，POs-Ca Fの白斑に対する再石灰化効果を検証した[105]．その結果，POs-Ca, POs-Ca Fはコントロールガムよりも有意に高い再石灰化効果を示した（図75）．さらに，POs-Ca Fは，摂取1ヶ月後においてコントロールガムよりも有意に高い再石灰化効果を示した（フッ化物無配合のPOs-Caにはない傾向）（図76）．この結果から，厳しい臨床試験下で，水溶性カルシウム配合ガムの再石灰化能が示されただけでなく，フッ化物配合による再石灰化の加速効果も確認された．

8-9 Ca/F配合による高機能化の意義

わが国におけるフッ化物洗口では，フッ化物濃度250～900ppmが応用され，多くのう蝕予防効果に関する報告がある．また，歯科医院で行う局所塗布としては，フッ化物濃度9000ppm前後の高濃度フッ化物が年に数回行われている．しかしながら，どちらも使用頻度やその継続性に注意が必要であるほか，歯面最表層部が高度石灰化することにより，う蝕病巣へ再石灰化成分が十分に浸透できない点が指摘されている．

一方，海外では，水道水フロリデーションに代表される低濃度フッ化物の応用にも多くのう蝕予防効果が確認されている．筆者は，豪州・メルボルン大学に留学した際，現地で収集された抜去歯の色調に驚いた(**図77**)．メルボルンでは，1977年から水道水フロリデーションが実施されており，エナメル質耐酸性の獲得が予測された．実際，日本人抜去歯との接着強さを比較したところ(被着体：エナメル質，接着材：2ステップセルフエッチングシステム，メガボンド)，豪州抜去歯の接着強さは日本人抜去歯よりも有意に低く，歯科矯正におけるダイレクトボンディングなどでは，処理時間を工夫する必要性が示唆された[106]．

また，研究レベルでは，1ppm前後のフッ化物イオンが唾液中に存在するだけでも，継続的にフッ化物イオンが存在することで，再石灰化には極めて有効であることが報告されている．わが国では，水道水フロリデーションは実施されていない．また，歯磨剤に配合されるフッ化物にも1500ppmの上限値が設定され，歯みがき後にうがいをした状態で口腔内に1ppmのフッ化物が残留するためには，少量の水でうがいを行うなどの工夫が必要とされる．

この点，**POs-Ca Fでは，摂取中20分以上の味もちが可能であるため，POs-Ca Fを日々摂取することで，低濃度フッ化物イオンが口腔内に容易にかつ継続的に存在することが可能となる．さらに，多くの場合，咀嚼中ガムが口腔内全域で移動することから，POs-Ca Fの成分**

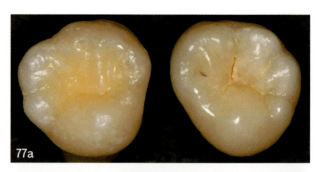

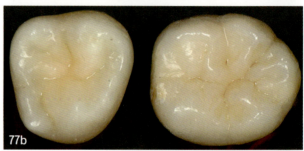

図77aは日本人の抜去歯．**図77b**はオーストラリア人の抜去歯．オーストラリア人の抜去歯の色調からは，水道水フロリデーションの実施によるエナメル質耐酸性の獲得がうかがえる．

が，口腔内全域に行き届く微量フッ化物の貴重な供給源となりうることが期待される．

従来，わが国におけるフッ化物応用は，歯科医院で行う歯面塗布をはじめ，学校および家庭内で行うフッ化物洗口や口腔ケアで実施されるものとして認識されてきた．しかしながら，今回のPOs-Ca Fの登場により，食品から介入するあらたなフッ化物応用によるう蝕予防の道が開けた．ガム摂取は，日常生活に取り入れやすい生活習慣行動であり，歯科医院が薦めるうえで患者からも理解されやすい(→P104，コラム参照)．

POs-Ca Fは，低濃度ながら歯質表層に取り込まれやすいフッ化物と水溶性カルシウムとを配合した次世代ガムであり，WHO関連リポートにおけるシュガーレスガムの位置づけを引き上げる可能性を秘めている(→P93，**表13**参照)．歯科医院でしか購入できないガムを内科的対応として導入することで，食品から介入する，一歩進んだう蝕予防プログラムの提供が可能となる．

8-10 Ca/F配合ガムを用いた再石灰化療法

1 削らない治療・削る治療の境界で

図78〜80に，Ca/F配合シュガーレスガム（POs-Ca F，江崎グリコ）を用いた再石灰化療法症例を示す[90, 107]．72歳女性．月1回メインテナンスで通院され残存歯28本を有していたが（**図78a**），脳卒中で倒れ，再来院された際には歩行困難，開口障害，複数歯の初期エナメル質う蝕を認めた（**図78b**）．白斑による審美障害はあるものの冷水痛などの痛みは訴えず，体調の問題もあることから，口腔衛生指導とガム再石灰化療法（1日3回，1回2粒，20分以上摂取）を開始した．その結果，開始1ヶ月後より改善傾向を呈し（**図79**），3ヶ月後には多くのう蝕病変の進行停止，または再石灰化を認めた（**図80**）．

この要因として，ガムの再石灰化成分の作用はもちろんのこと，唾液分泌量の増加，酸緩衝能の向上にともなう口腔内環境の改善が考えられた．**この再石灰化療法で**

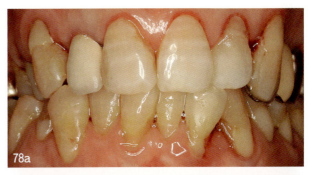
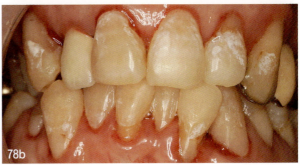

図78 72歳女性．月1回のメインテナンスに来院．残存歯は28本，口腔衛生状態は良好であった（**図78a**）．脳卒中で倒れ，プラークコントロールが不良となった結果，初期エナメル質う蝕を認めた（**図78b**）．

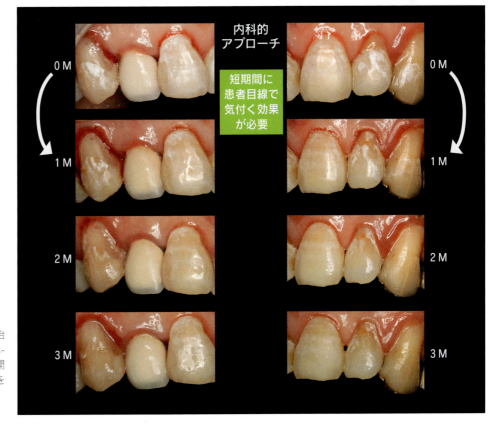

図79 冷水痛などの訴えはなく，体調の問題もあるため外科的治療を避け，口腔衛生指導とPOs-Ca Fを用いた再石灰化療法を開始．開始1ヶ月後より改善傾向を示し，3ヶ月後にはう蝕の停止，または再石灰化を認めた．

PART3 酸蝕症に対応する

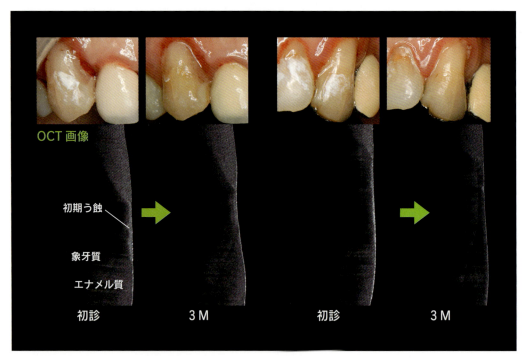

図80 3ヶ月後には再石灰化が認められた.

良好な結果を得るには，患者のモチベーション維持が不可欠であり，比較的短期間に患者目線で気づく効果が必要とされる．この点，低濃度フッ化物が，継続的な再石灰化課程で果たす役割は大きいものと考える．

また，審美的問題の改善から，部分的な切削介入も必要と考えられたが，3ヶ月後の時点で仮に切削介入を行ったとしても，**ガムの摂取前と比較し大幅に歯質切削量が減少することになる．この点が，再石灰化療法の最大の利点であり，MIコンセプトの削る治療・削らない治療の境界において，切削対象歯質を削減できるという臨床的意義はたいへん大きい．**

また，本症例では，患者が半寝たきりの生活を余儀なくされ，口腔内衛生状況の明確な改善は望めなかった．しかしながら，ガム摂取は比較的容易に行える生活習慣行動であり，Ca/F配合ガムを日々摂取し続けたことで，よく唾液が出るようになり，口が渇く症状が減ったとの報告があった．さらに，介助者からは，摂取前よりも開口度が増すことで，ベットサイドでの歯みがきの際，臼歯部まで歯ブラシが届くようになったなど，副次的な効果に関しても報告を受けた．

ガム摂取による副次的な効果には，ガム摂取の目的や摂取する世代によりさまざまな要素が関与する．若年者を対象にPOs-Ca Fを用いて3ヶ月間の再石灰化療法を行った際には，唾液分泌増加に関するコメントは少なかったものの，「歯がツルツルしてきた」など，滑沢感の向上に関する声が寄せられた．今後，健康な歯を守る臨床的な視点から，このような副次的効果も，その評価対象として考慮すべきであろう．

なお，ガム摂取は上記臨床的効果を生む反面，長時間噛むことで顎関節への負担を懸念する声も寄せられる．顎関節に問題点を抱える症例では推奨できない．

> 押さえておこう！
> う蝕原生白斑を対象とした再石灰化療法が成功すると，「削る・削らない」の判断が容易になる．また，切削介入が必要な場合でも，歯質削除量が大幅に減少する．

2 酸蝕症に対する再石灰化療法の試み

患者：20歳女性．

上顎前歯部を中心として，炭酸飲料の過剰摂取が原因と考えられる酸蝕症を認める（**図81**）．初期う蝕同様，Ca/F配合ガムを用いた再石灰化療法を3ヶ月間試みたところ，一部局所的な再石灰化を認めるものの，OCT画像を含め顕著な再石灰化効果を認めない．酸蝕症は，う蝕と異なり衛生状態が良好な歯面にも発症し，またその脱灰も比較的強く，カルシウム素材とフッ化物による再石灰化効果が得にくいものと考えられる[77]．

また，酸蝕症に対するミネラル取り込み（沈着）は，わずか表層または表層近傍の脱灰エナメル質層に限られていることが報告されている[77]．本症例も，一部局所的な再石灰化傾向を示すものの，全脱灰領域における顕著な再石灰化効果は認められず，エナメル質結晶崩壊ダメージの大きさがうかがわれる．

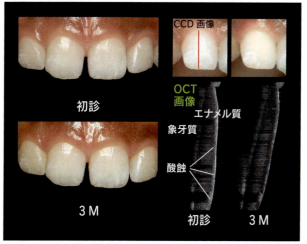

図81 局所的な再石灰化を認めるものの，OCT画像を含め顕著な再石灰化効果を認めなかった．

酸蝕症に対する再石灰化療法の効果は，酸蝕の程度（エナメル質段階・象牙質段階）や拡散性（脱灰は浅くとも，より広範囲な結晶崩壊がある）ならびに生活習慣の改善程度に依存するであろうが，ガム摂取3ヶ月間で初期う蝕ほどの再石灰化効果は得にくいものと推測される．

3 う蝕・酸蝕症混在型に対する再石灰化療法の試み

患者：20歳男性．

上顎前歯（歯頸部）にう蝕と酸蝕症が同時に発症している（**図82**）．酸蝕症の要因として，日々黒酢をチビチビ飲む生活習慣が影響したものと考えられた．初診時，臼歯部の自発痛を訴え，同部の歯内療法治療から開始する運びとなり，上顎前歯部はCa/F配合ガムを用いた再石灰化療法を3ヶ月間試みることにした．

その結果，上記2の酸蝕症症例同様に，一部局所的な再石灰化を認めるものの，OCT画像を含め顕著な再石灰化効果は認められなかった．前述の症例同様，ミネラルの取り込み（沈着）が表層または表層近傍の脱灰エナメル質層に限り認められるものの，表層下または表層近傍下における再石灰化効果は認められない．

う蝕・酸蝕症混在型に対する再石灰化療法は，酸蝕症同様，脱灰の程度や拡散性ならびに口腔内環境，生活習慣の改善程度に依存するものの，内科的（非切削）対応による十分な効果は得にくく，切削対応を選択せざるを得ない状況が多いものと考えられる．

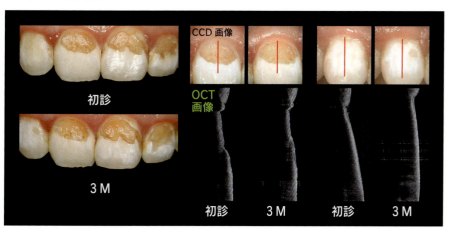

図82 一部局所的な再石灰化を認めるものの，OCT画像を含め顕著な再石灰化効果は認められなかった．

PART3 酸蝕症に対応する

8-11 カルシウム素材の歯科材料への展開

　前述のカルシウム素材は，歯科材料への配合もはじまっている．アドシールド®RM*（クラレノリタケデンタル）は，POs-Caをはじめ3種のカルシウム素材（POs-Ca，Clフィラー：グラスアイオノマーフィラー，リン酸カルシウム）が配合された粉液タイプの合着用レジン強化型グラスアイオノマーセメントとして販売されている（図83）．同付属液は中性で臭わず，2ステップセルフエッチングシステムで採用される接着性モノマーMDPが配合され，接着性の向上が図られている．

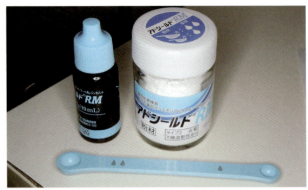

図83　POs-Caが配合されたアドシールド®RM（クラレノリタケデンタル）．

　図84に症例を示す．患者は30歳女性．上顎臼歯部の冷水痛を訴え来院した．上顎智歯頬側面に実質欠損を有するう蝕を認めたものの，妊娠中で積極的な切削介入または抜歯処置が行えない状況であった．エキスカベーターで可及的にう蝕除去を試みた後，同セメント充填を行い一時終了とした．この段階におけるう蝕管理は，進行停止と，口腔内環境の改善が主たる目的である．この点，同セメントから放出されるカルシウムイオンがpH緩衝作用として機能することが期待される．術後疼痛を訴えることなく予後良好で経過し，出産後に抜歯へ至った．

　今後，歯磨剤など歯科材料以外にもカルシウム素材の添加が期待される．さらには，カルシウム素材に続くあらたな再石灰化促進素材の開発も期待される．

*本セメントは合着用セメントであるが，セメントの特性ならびに仮封剤として使用することを患者に説明し，患者同意の上実施された．

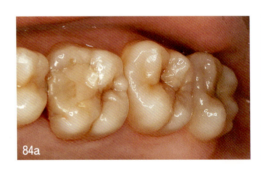
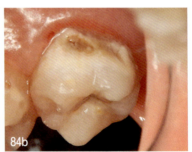
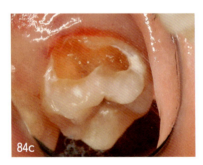

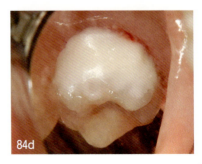
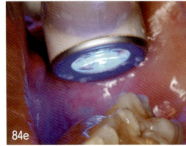

図84　患者は30歳の妊婦．主訴は上顎臼歯部の冷水痛．上顎智歯頬側面に実質欠損（図84b）があるが，積極的な切削介入や抜歯を避けるためにう蝕を除去し（図84c），セメント後（図84d），光照射して（図84e）一時終了．術後疼痛なく予後良好で経過し，出産後に本格的な治療へと移行した．本セメントは，デュアルキュアの採用により，化学重合・光重合両方に対応している．本症例のように術野の限られる場合には光重合が有効である．

CPP-ACPとPOs-Caの相違点

　筆者は，CPP-ACP，POs-Ca両水溶性カルシウム素材を扱う臨床研究に従事してきた．しかしながら，さまざまな研究背景や研究の限界から，両者を直接比較した臨床研究は行っていない．この傾向は，国内外における関連研究でも同様であり，現在のところ臨床家が期待するような比較データは存在しない．この点をご理解いただいた上で，両者の共通点・相違点に関し**表15**をご参照いただきたい．

表15　水溶性カルシウム素材，CPP-ACPとPOs-Caの共通点・相違点

	CPP-ACP	**POs-Ca**
共通点		
＊食品由来の素材：CPP-ACPは牛乳，POs-Caはじゃがいも（デンプン） ＊（再石灰化の観点から）唾液中カルシウムが不足→唾液中水溶性カルシウム濃度を上げ再石灰化を促す ＊カルシウムイオン溶出による過飽和環境→脱灰抑制を目指す		
相違点（文献上両者を直接比較した臨床データはない）		
分子量	POs-Caより大きいが詳細不明	（糖鎖を引き延ばして）4nm
作用機序・機能環境	起点として酸性環境を要する[*1,2] 酸性環境下のほうが再石灰化効果が高い[*3]	起点として酸性環境を要しない 中性環境下でも再石灰化効果を有する[*4]
フッ化物との共存	CPP-ACFPとして 市販ペーストに配合済み[*5]	POs-Caとして 市販ガムに配合済み
アレルギー	牛乳アレルギーがある人には禁忌	アレルゲンになりにくい
臨床研究報告[*6]	比較的多い	比較的少ない
ガム以外の展開	MIペースト（ジーシー），歯科用セメント[*7]	歯科用セメント[*8]

[*1] Cai et al. 2009[108]　　[*2] Shen et al. 2011[109]
[*3] Cochrane et al. 2008[88]　　[*4] Kitasako et al. 2011[103]
[*5] MI Paste Plusとして海外向けに発売（国内未発売，ジーシー）
[*6] 限られた研究グループからの報告が中心であり，多施設における臨床研究が必要とされている．
[*7] Fuji VII-EP（Extra Protection）として海外向けに発売（国内未発売，ジーシー）．
[*8] アドシールド®RM（クラレノリタケデンタル），詳細は102ページ参照．

Column 食品から介入するう蝕予防への期待

　初期エナメル質う蝕に対しては，削らず，より侵襲の少ない再石灰化療法（内科的療法）を行うことで，積極的な疾患管理のアプローチ（重症化予防対策）が推奨されている．この，う蝕を積極的に管理することで，その発症を予防し，また発症した際には重症化させないアプローチを実施するためには，歯科医療側の積極的な介入と，かかりつけ歯科医院の拡充，本アプローチに対する国民のさらなる理解が必要である．

　しかしながら，全国歯科医療機関への来院患者数は限られ，全国民を対象に本アプローチを展開するのは困難である．この点，食品からう蝕予防に介入することで，より多くの国民を対象とした疾患管理のアプローチを展開する意義は大きく，さらなるう蝕罹患率の減少に寄与するものと考える．

　また，酸蝕症においては，その主たる要因が酸性飲食物の過剰摂取であり，世代を問わず全国民がその危険にさらされるリスクがあることから，う蝕同様に，その発症予防や他の疾患の重症化予防対策としても，食品から介入する意義は大きいものと思われる．

　機能性ガムの登場により，食品から介入するう蝕予防（管理）に関する臨床的エビデンスが整いつつある．ガム摂取は，日常生活に取り入れやすい生活習慣行動であり，歯科医院から薦める際，患者側もその意義を理解しやすい．

　一方，ガムは，義歯にくっつきやすいことを理由に，高齢者に敬遠されがちである．しかしながら，将来的に高齢者の残存歯数がさらに増加し続け，8020の達成率が向上した場合，高齢者の機能性ガム摂取率の増加が見込めれば，加齢にともない減少する唾液分泌量の改善とともに，根面う蝕予防効果にも期待が高まる．今後，将来的な日本人の口腔内変化ならびに生活習慣の変化を考慮しつつ，ガムから介入するう蝕・酸蝕症予防（管理）の発展を期待したい．

CHAPTER 9
酸蝕症の臨床対応❸
外科的対応（切削介入）とレジン充填

実質欠損をともなう酸蝕症の切削介入でもっとも重要視すべきは
最小限の切削とコンポジットレジン修復を行うことである．
本章では，材料や隔壁装置の紹介，バーの適切な選びかたなど，
コンポジットレジン修復のスキル向上に役立つ情報をお届けする．

introduction

現代のMIコンセプトに基づく歯科治療では，酸蝕症の高度象牙質露出にともなう冷水痛または咬合痛，また，歯冠の破折をともなう実質欠損を有する場合には，う蝕治療同様にMI修復の観点から，最小限の切削介入とコンポジットレジン修復が行われている．

MIは10年以上前に定義されたコンセプトであるが，国内外を問わず，今なお現代歯科医療と歯学教育に多大な影響を与えている．歯科界における大きな功績としては，患者に対してより低侵襲で，来院回数や身体的・心理的負担の少ないう蝕治療法を提案したことが挙げられる．

このコンセプトは，酸蝕症の臨床対応においても同様に重要であり，とくに精神疾患との関連性がある内因性の酸蝕症への対応にあたっては，患者の身体的・心理負担を減ずる効果は非常に高い．

本CHAPTER9では、酸蝕症とう蝕（酸蝕症・う蝕の混在症例を含む）の修復治療に共通して用いられる，コンポジットレジン修復のスキルアップに役立つ情報をお届けしたい．

9-1 接着歯学の発展とともに

近年の接着技術の革新にともない，接着性修復材料の歯への接着強さが飛躍的に向上したことから，歯の切削量が劇的に減少し，これにより痛みの少ない修復治療が可能となった．すなわち，治療法の主体を，これまでの間接法修復（う蝕除去→窩洞形成→印象採得→合着）から，直接法修復（う蝕除去→充填→研磨）へと大きく変化させることで，健全歯質を可及的に保存することができるようになった（図85）．

また，この革新により来院回数を減らすだけでなく，接着性と審美性に優れた歯科材料を選択することで，患者の身体的・心理的負担を減らすことも可能となる．現在，コンポジットレジンは，接着性のみならず，色調や機械的強度も向上したことから，う蝕に限らず酸蝕症への対応においても，前歯部から臼歯部までより安心して使用可能な歯科材料となり，臨床のなかで活用の場が多岐にわたり広がっている．

症例1　インレー脱離と二次う蝕[106]

患者：58歳女性．

右下5インレー脱離にともなう冷水痛，頬側歯頸部から遠心にかけて二次う蝕を認めた（**図85a**）．再度間接法修復を試みる場合には，健全歯質に大きく切れ込む必要がある．また，窩洞の遠心部分にはすでにスライスカットが施されており，直線的に歯質が削合されている（**図85b**）．健全歯質を可及的に保存するため，コンポジットレジン修復（クリアフィル® メガボンド®，クラレノリタケデンタル／MI フィル，ジーシー）を試みることになり，即日充填し治療を終了した（**図85c, d**）．

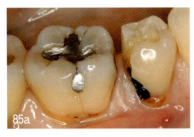
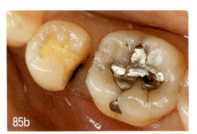
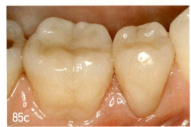
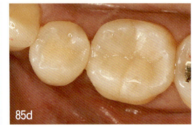

図85　58歳女性．主訴はインレー脱離による冷水痛．スライスカットにより直線的に歯質が削合され，二次う蝕を認めた（**図85a, b**）．健全歯質を可及的に保存するため，コンポジットレジン修復で即日充填した（**図85c, d**）．

症例2　前歯部唇面の象牙質段階の酸蝕

患者：76歳女性．

柑橘系果実の過剰摂取により上顎前歯部唇面に象牙質段階の酸蝕を呈した症例である（**図86**）[110]．軽度ながら冷水痛と咬合痛が生じていたため，他院にて抜髄と補綴処置を薦められていたが，患者は抜髄と切削・形成に抵抗があり，コンポジットレジンで直接修復を施した（エステライトΣクイック，トクヤマデンタル）．コンポジットレジン修復は，同一歯に酸蝕罹患部が点在する症例においても，健全歯質を削ることなく複数部位へ対応できる．

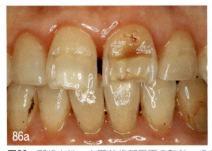
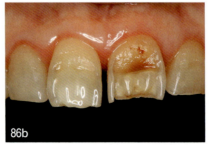
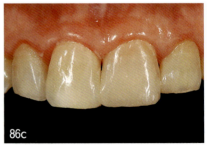

図86　76歳女性．上顎前歯部唇面の酸蝕．歯の外形およびコンタクトが失われ，酸蝕は象牙質に及ぶ．主訴は冷水痛および咬合痛（**図86a, b**）．コンポジットレジン修復で即日充填した（**図86c**）．

CHAPTER9 酸蝕症の臨床対応❸ 外科的対応(切削介入)とレジン充填

インジェクタブルレジンの活用

近年，フロアブルレジンの操作性を有しつつ，ペーストタイプレジンと同等の機械的諸性能を示す高粘度フロアブルレジン「インジェクタブルレジン」が販売されている(図87)．同レジンは，「流れず」「その場にとどまり」「探針等で形態付与が簡単に行える」など，これまでの直接修復にない特徴を有する(図88)．

インジェクタブルレジンは，ペーストレジンと異なり，ヘラ状や棒状のレジン充填器を使用せずに充填操作が完了する．通常，ペーストレジンでは，充填器を用いて適量のレジンを採り，窩洞に充填後，残存歯質と調和する形態付与を行うが，対象となる窩洞形態が複雑化するほど一連の操作も複雑となる．とくに，臼歯部大型修復で

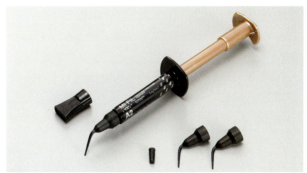

図87 インジェクタブルレジン．

はこの傾向が強く，充填器の選択や操作性に頭を悩ます臨床家は少なくない．しかしながら，より簡便で操作性に優れたインジェクタブルレジンと隔壁装置の登場は，これら臨床家にとって問題解決の一助となりうる．

ペーストレジン

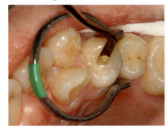 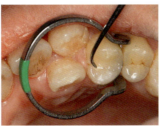 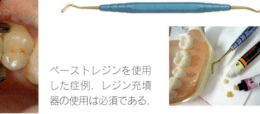

ペーストレジンを使用した症例．レジン充填器の使用は必須である．

インクジェクタブルレジン

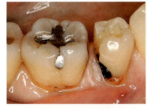 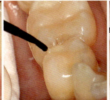 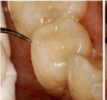 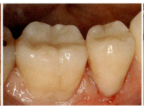 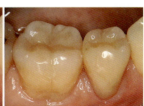

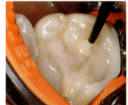 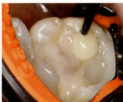 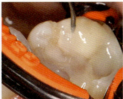 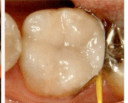 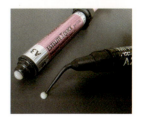

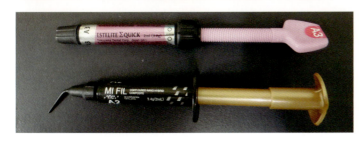

図88 ペーストレジンとインジェクタブルレジン．
ペーストレジンは適量を採取し使用する必要があるが，インジェクタブルレジンでは直接窩洞に流しこむように充填する．また，ペーストレジンでは充填器を用いて三次元的な形態を整えるのに対し，高粘度インジェクタブルレジンでは，最終的な三次元形態をイメージして流しこみ，充填後もその形態が崩れにくいため，短針などを用いた微調整で形態を回復できる．

症例3 臼歯部の咬耗・摩耗，破折

患者：46歳女性．

　黒酢原液(pH 2.7)を複数年にわたり朝晩コップ1杯飲み続け，上顎前歯部における冷水痛を生じた症例である（**図89**）．健康意識が高く，口腔衛生状態も比較的良好であったが，上顎前歯部唇面にバーで切削したかのような高度エナメル質実質欠損を認めた．さらに，上顎臼歯部咬合面ではインレー修復物が浮き上がって見えるほどの咬耗・摩耗または歯冠破折をともなう実質欠損を呈していた．初診当初は，臼歯部での咀嚼能力低下も同時に訴えていたが，コンポジットレジン修復直後より回復した[107]．

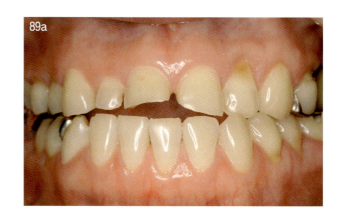
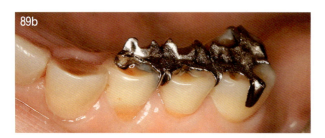
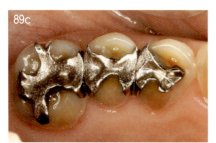
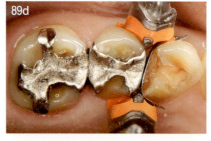
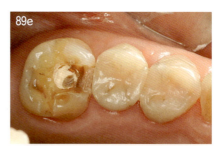
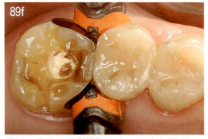
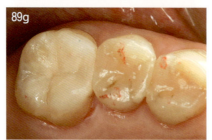
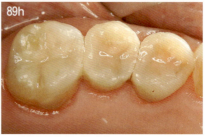

図89　黒酢の過剰摂取による酸蝕症（**図89a, b, c**．P62の酸蝕症例**図37**に対する外科的介入）．主訴は上顎前歯部における冷水痛と臼歯部の咀嚼能力低下．残存歯質の可及的保護と咬合のバランスを考慮しつつ，1歯ずつコンポジットレジン修復を行った（**図89d, e, f, g, h**．→ P114, **図103**の本症例の長期予後参照）．

9-2 臼歯部大型レジン修復のポイント

1 スーパーファインのラウンドバー

施術上多くの場合，レギュラーまたはファインのバーで窩洞形成が行われるが，このような状況下ではマージン部に相当するエナメル質内でクラックが発生し，術後にホワイトマージンや破折が生じる可能性がある（図90）[111]．臼歯部大型修復では，機能咬頭を含む形態回復が必要となり，上記問題を防止するため窩洞形成の最後にスーパーファインのラウンドバーを用いて窩縁の整理を行う．また，本作業はエナメル質切削面に対するコンポジットレジン接着機能の観点からも重要である．

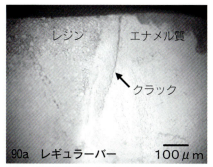 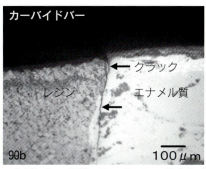 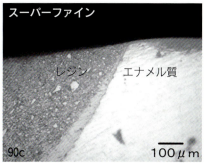

図90 3種類（図90a レギュラーバー，図90b カーバイドバー，図90c スーパーファイン）のバーを用い窩洞形成後，レジン充填を施しその断面を光学顕微鏡で観察（×200）．スーパーファインのみマージン付近でのクラックを認めない．（写真提供：西村耕三先生．写真は西村先生論文より，各種バー切削・充填後の断面像）[111]

2 歯科用バーの使い分け

歯科用バーは，日々の臨床で必須な器具であるにもかかわらず，その特性はあまり知られていない．個々の特性を視覚的に理解することで，臨床におけるバーの使い分けに役立てることができる．

切削用ダイヤモンドバーは，電着される粒子の大きさより，レギュラー，ファイン，スーパーファインに分類され，レギュラーがもっとも切削効率が高い（図91）．しかしながら，各バーの表面性状は肉眼ではわかりづらく，学生教育上説明が困難な場面に何度か遭遇した．そこで，全焦点3D表面形状測定装置を用いて（図92），各バーの表面性状を3次元画像化し，視覚素材として教育に導入したところ学生の理解度が向上した（図93, 図94）[110, 112]．

また，同装置にて立体形状を有する物体の表面粗さも測定可能なことから，各バーの表面粗さ値を算出した．その結果，スーパーファインのラウンドバーの表面粗さ値（SF440：1.69μm，全焦点3D表面形状測定装置の測定値）は，ファインのラウンドバー（D4010f：6.93μm）のおよそ1/4，レギュラーの蕾状バー（c17f：5.68μm）のおよそ1/7値を各々示した．なお，その他のバーの表面粗さ値に関してはP113, 図101を参照していただきたい．

ただし，粗さ値の小さなスーパーファインを用いる場合にも，対象歯に対するバーのあて方（バーが歯に接触する角度）により，切削効率が異なることに留意が必要である．すなわち，拡大視野下でも直視することが困難な歯頸部コンポジットレジン修復では，形態修正時にバーの角度を誤ると健全歯質を削合する危険性がある（図95）．不用意に健全歯質を削りこまないためには最大限の注意が必要である．

PART3 酸蝕症に対応する

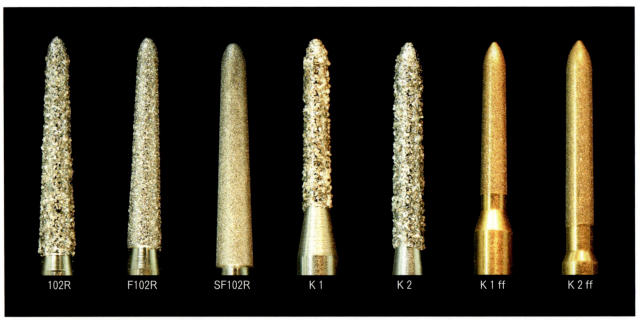

図91 各種切削用ダイヤモンドバーの表面性状.

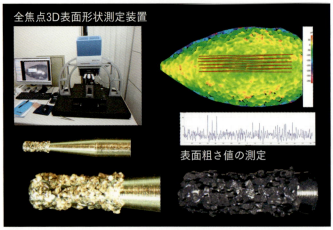

図92 全焦点3D表面形状測定装置. バー表面性状の3次元情報を読みこみ画像化するとともに, 表面粗さ値を測定する.

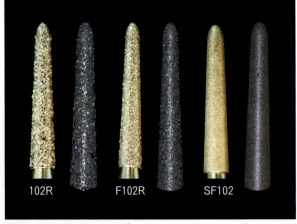

図93 3次元画像化したレギュラー, ファイン, スーパーファインの表面性状.

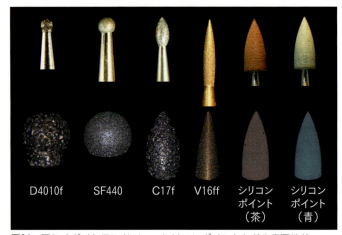

図94 同じくダイヤモンドバー, シリコンポイントなどの表面性状.

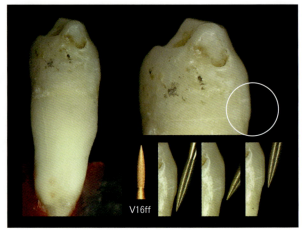

図95 拡大視野下で直視することが困難なケースでは, 形態修正時のバーの角度に最大限の注意が必要である.

3 窩洞形成：充填スペースと咬合状態の確認を

充填前に一度咬合させ，充填スペースおよび咬合状態を確認することで，充填後の形態修正と咬合調整が比較的容易となる（図96）．また，窩洞形成は必要最低限とし，う蝕が存在する場合はMIコンセプトに基づいたう蝕除去を心がける．また，う蝕が存在しない場合には，積極的な酸蝕罹患歯質削合は行わず，低パワーのエアースケーラーを用いた清掃や，スーパーファインバーを用いたエナメル質マージンの整理を行う．

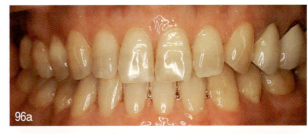
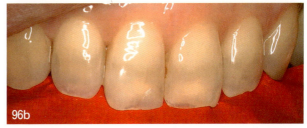
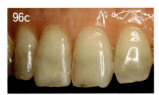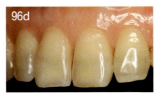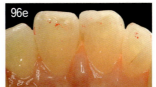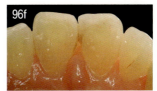

図96 充填前に一度咬合させ，充填スペースと咬合状態を確認することで，充填後の形態修正ならびに咬合調整が比較的容易となる．

4 最新の隔壁装置の応用

隣接面を含む臼歯部複雑窩洞の修復に関しては，緊密なコンタクト回復が容易に行え，さらにはウェッジと併用可能な隔壁装置（コンポジタイト3Dリテーナー，モリタ）を多用している．本装置は，残存歯質および隣在歯に対して装置脚部が三次元的な面で接するため，比較的大きな複雑窩洞においても装置の固定が容易であり，また同時に十分な歯間離開が確保される（図97）[111]．一方，金属のみで構成されるリングタイプの隔壁装置では，残存歯質と点で接触するため，隅角部の残存歯質が少ない場合にはリング脚部が隣接面部に入り込み，適切なマトリックスの形状を維持できない（図97e, f）．

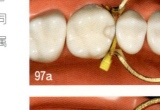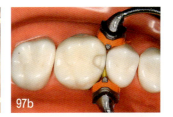
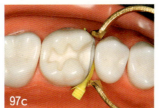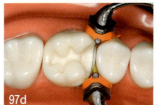
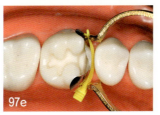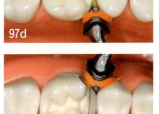

図97 金属のみで構成される隔壁装置（左列：残存歯質と装置脚部が点接触する）とコンポジタイト3Dリテーナー（右列：残存歯質と装置脚部が三次元的に面接触する）の比較．
比較的小さな窩洞では両者の差はなく（図97a, b），中等度の大きさの窩洞では金属のみで構成される隔壁装置でウェッジとの併用がやや困難になる（図97c, d）．また，隅角をこえた大型窩洞では，金属のみで構成される隔壁装置の脚部が隣接面部に入り込むため，適切な歯間離開とマトリックス形状の確保ができないのに対し，コンポジタイト3Dリテーナーでは装着が容易で，適切な歯間離開とマトリックス形状が保たれる．

PART3 酸蝕症に対応する

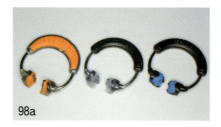
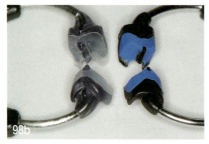
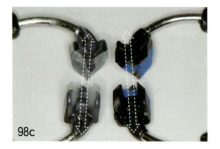
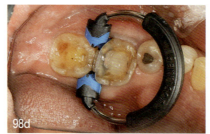
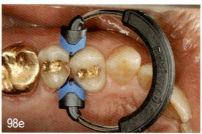

図98　コンポジタイト3Dリテーナー（モリタ）．旧型（左）と現行品（中央と右）（**図98a**）．左：側面からの光照射が可能なクリア，右：日本人向けに脚部の丈が短く改良されたスモール*（**図98b**）．両者ともに脚部背面にウェッジとの併用が可能となるスペース（白矢印）が確保され（**図98c**），丈が低いスモールは，tooth wear 重度進行症例（**図98d**）や歯列不正部など装置の固定が比較的困難な症例（**図98e**）に適する．
*現在ではソフト，スタンダードも加えた4種類がある．

　なお，高度摩耗臼歯部における症例では，脚部の丈が短い隔壁装置を応用している（**図98d, e**）[110]．同装置は，脚部底面にウェッジが通過できるようデザインされているため，隔壁装置とクサビの同時使用に支障が生じず，歯列不正部に生じた隣接面う蝕への直接充填時など，隔壁装置の固定が比較的困難な症例にも応用ができる利便性がある．

5　信頼性の高い接着システムの選択

　信頼できる接着システムの選択が重要である．筆者らは，接着性モノマーMDP を配合する2ステップセルフエッチングシステム（クリアフィル® メガボンド®2，クラレノリタケデンタル，**図99**）を使用している．同接着システムは，長期接着耐久性にも優れ，多数販売されているセルフエッチングシステムの代表格と言える．

　前述の通り，フッ化スズ配合マウスリンスには erosive tooth wear 予防効果が認められているが，同時にフッ化スズ配合マウスリンスによるレジン系材料の接着阻害についても報告がある．しかしながら，同2ステップセルフエッチングシステムはフッ化スズ配合マウスリンス使用による接着阻害の影響を受けづらいことが報告されており，臨床的有用性が高い[113,114]．

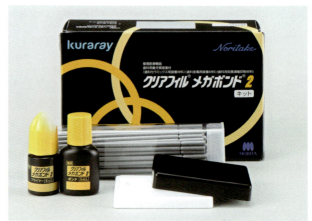

図99　2ステップセルフエッチングシステム，クリアフィル® メガボンド®2（クラレノリタケデンタル）．

6 咬合面裂溝部の形態回復

インジェクタブルレジンを用い，複数咬頭の形態回復を試みる場合，探針などを用いて，**1咬頭ずつ残存歯質に調和するよう充填していく**（→P107, 図88参照）．この操作を繰り返すことで，形態回復された咬頭隆起の間に主溝の概形が付与される．

その後，形態修正と咬合調整を行うこととなるが，通常シリコンポイント研磨後に主溝が浅くなる傾向にあるため，その一つの解決方法としてスーパーファインのバーを用いてあらためて主溝を付与している（図100）[110]．研磨後に行う同操作は，一見矛盾しているように思えるが，表面粗さ値は，シリコンポイント（茶：3.17μm, 青：2.47μm）よりもスーパーファインのほうが小さい値（V16ff：0.78μm）を示す（図101）．

ただし，両者では使用時の接触圧と回転数がまったく異なるため，スーパーファインのバーを用いた操作を数回繰り返してしまうと研磨面の滑沢性を失う可能性が高

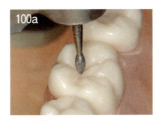
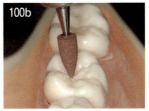
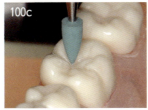
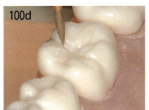

図100 シリコンポイント研磨後に浅くなる傾向のある主溝は，スーパーファインバーを用いて主溝を付与する．

い．このため，同操作を行う場合には，一筆書きの要領で，短時間かつ慎重に行う必要がある．なお，主溝を深めに付与することは，天然歯に近似した形態観を得られるだけでなく，修復物の長期予後向上にも効果があるものと考えられる．

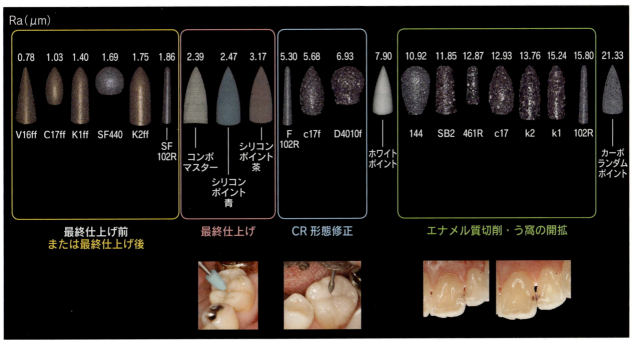

図101 各種バーの表面粗さ値（粗さ値は全焦点3D表面形状測定装置で測定）．図の右よりのバーのほうが，表面粗さ値が大きく，作業効率上，エナメル質切削や支台歯形成，う窩の開拡に適していることが分かる．また，シリコンポイント（茶・青）よりもスーパーファインのほうが値が小さい．（両者の使用状況はまったく異なるため慎重な作業を要するが）シリコンポイント研磨後に主溝が浅くなり，再度主溝を付与する際には，スーパーファインが有効である．

9-3 チェアタイムの配分をどうするか

大型 CR 修復成功のカギ

臼歯部大型修復の場合，充填操作に時間がかかると考えてしまいがちであるが，これでは咬合調整を十分に行えず，術直後に破折を招くおそれがある．**筆者が，インジェクタブルレジンを活用する最大の理由はこの点にあり，短時間で充填操作（形態付与）を行うことで，咬合調整へ十分な時間を割り当てるよう心がけている**（図102）．臼歯部大型修復においても，形態回復，機能回復，審美回復の3大要素が必要となれば，インジェクタブルレジンは最適な充填材料と言えるであろう．

臼歯部大型修復のポイント

● チェアタイムの配分：全体を10とした場合
① 診査（2）
②（う蝕除去）窩洞形成（2）
③ 充填・形態付与（2）
④ 形態修正（1）・**咬合調整（2）**・研磨（1）

図102　臼歯部大型修復のポイント．

9-4 酸蝕症の臼歯部レジン修復，その長期予後

臼歯部にコンポジットレジンがきれいに充填されていても，その後長期的に機能しなければ意味をなさない．図44（→ P66〜67参照）の長期経過症例に示す通り，コンポジットレジン修復は，過酷な酸蝕環境下でも長期にわたり機能する．酸蝕症患者の臼歯部大型コンポジットレジン修復の長期症例を示す（生活歯 図103，失活歯 図104，105）[115]．日本の保険診療の金銀パラジウム合金修復は世界的に珍しく，コンポジットレジン修復歯の対合歯にメタル修復が施されている症例は多々ある．このような口腔内状況下（図105）でコンポジットレジン修復が長期間機能することは臨床的意義が大きい．

これまでの修復物評価は，おもに修復物側（材料側）を対象とした評価法であったが，MIコンセプトの重要性を真に考えるのであれば，残存歯質の状態をも評価すべきではないかと考える（図103，図105）．この点，術者の見識のもと，口腔内で自由にデザインができ，長期間機能するコンポジットレジン修復はぜひとも習熟していただきたい外科的介入方法と言える．

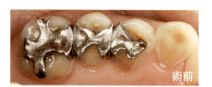
術前

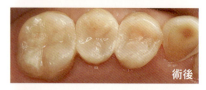
術後

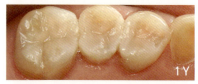
1 Y

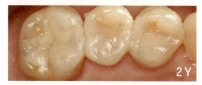
2 Y

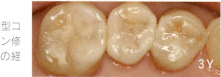
3 Y

図103　臼歯部大型コンポジットレジン修復症例（生活歯）の経年変化．

CHAPTER9 酸蝕症の臨床対応❸ 外科的対応（切削介入）とレジン充填

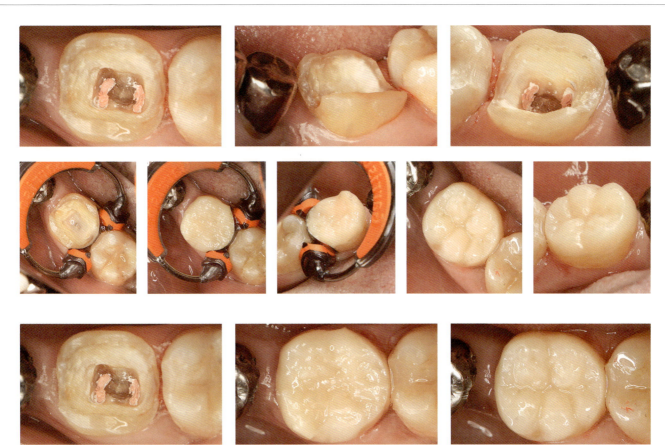

図104 臼歯部大型コンポジットレジン修復症例（失活歯）．36歳女性．インジェクタブルレジン（MIフィル，ジーシー）と，コンポジタイト3Dリテーナーおよびウェッジ（ともにモリタ）を用いて充填．術前時，咬頭歯質ならびに両隣接歯質が失われていたが，残存歯質の可及的な保存を心がけコンポジットレジン修復を行った．

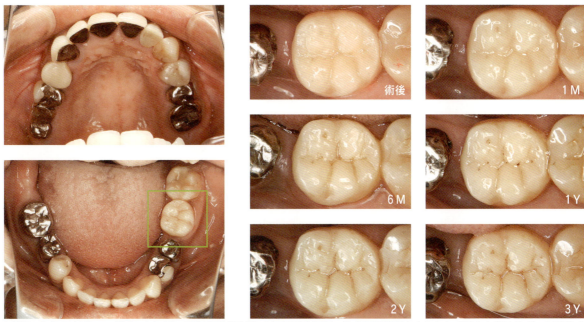

図105 臼歯部大型コンポジットレジン修復症例（図104）の長期経過観察．咬合面裂溝部を中心として着色を認めるが，充填物の破折や色調変化はなく，残存歯質も守られた状態で3年以上経過している．対合歯にメタル修復が施され，咬合圧のかかる臼歯部大型修復において，低侵襲で審美性に優れたコンポジットレジン修復が長期間機能する臨床的意義は大きく，患者の満足度も極めて高い．

9-5 コンポジットレジン修復と酸蝕症評価の推進

筆者は，酸蝕症に関する疫学調査を東京で行ったが，その際高齢者の多くの歯がすでに修復・補綴処置されており，残存歯質に対する酸蝕症評価ができない状況に度々遭遇した．これらはすべて，過去のう蝕大洪水時代の弊害であると考える．また，この口腔内状況こそが，酸蝕症の問題をマスクしてしまい，歯科側がその存在に気づかない要因の一つかもしれない．MIの展開のもとコンポジットレジン修復が増加すれば，高齢者層についても適切に酸蝕症を評価できる時代がやってくるかもしれない．

「なるべく歯を削らない，健康な歯を守る！」と歯科医師が言うと，患者は治療への不安が取り除かれ簡単に飛びついてしまいがちであるが，同時に歯科側には患者の歯を守るという重大な責務が生じる．筆者は，日々MIコンセプトに基づく臨床に努めているが，同時に専門医としてMIコンセプトを貫く難しさも痛感している（図106）．とくに，全顎的な咬合回復を含む重度酸蝕症例では，MIコンセプトに基づきコンポジットレジン修復で対応すべきか，広範囲な補綴処置で対応すべきか，その選択に悩まされる（図107）．

修復・補綴のライン引きに関しては，臼歯部大型コンポジットレジン修復の長期耐久性を考慮の上判断するべきである．読者の皆様には，MIコンセプトを十分にご理解いただき，先ずはコンポジットレジン修復で対応できるようスキル向上に努めていただきたい．

また，う蝕と酸蝕症との混在症例に対峙する際には，患者のう蝕リスクを考慮した上で，う蝕好発部位のみならずう蝕治療部位についても厳しい目を光らせ，二次う蝕予防に努めていただきたい．この点国内は，歯間清掃が未だ十分に普及しているとは言いがたい状況であるので，隣接面症例に際しては，同治療直後に口腔衛生指導を必ず実施するなどの対策を講じるよう心がけたいものである．

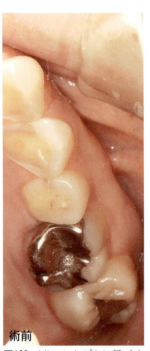
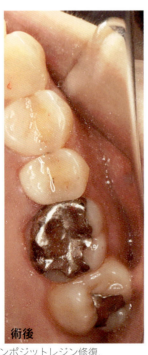
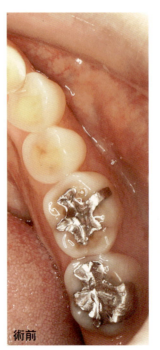
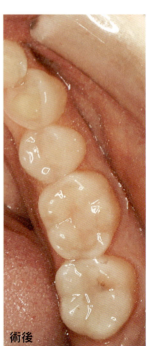

図106　MIコンセプトに基づくコンポジットレジン修復．

CHAPTER9 酸蝕症の臨床対応❸ 外科的対応（切削介入）とレジン充填

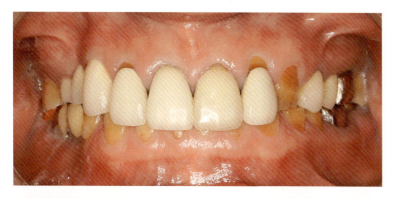
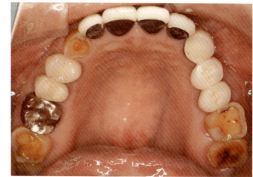
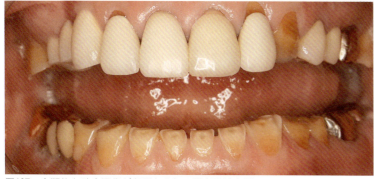
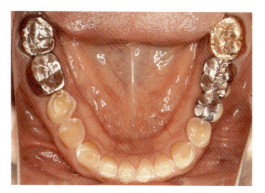

図107 全顎的な咬合回復が必要とされる重度酸蝕症例.

PART3 酸蝕症に対応する

最善の対策を最適な時期に開始するために

一生自分の歯で噛み続けられるように

　エナメル質段階の酸蝕症は，冷水痛などの症状をともなわず無症状のまま進行するため，初期段階が見逃され発見が遅れる傾向にある．しかしながら，今や歯の健康に対する国民の意識は高く，酸蝕症への認識も変化し，臨床上無視できない存在になっている．エナメル質酸蝕の段階から介入していくためには，患者の健康状態や生活スタイル，嗜好品を適宜把握できるコミュニケーション能力のほか，エナメル質罹患状況に早期の段階で気づける診断能力が必要である．

　「患者さんの主訴を聞いて口のなかを診る」という行為に関して言えば，う蝕への臨床対応と酸蝕症への臨床対応には何ら変わりはない．しかしながら，酸蝕症の場合，問診事項がとくに重要であり，その項目は内因性から外因性まで多岐にわたる．

　また，「隠れ酸蝕リスク患者」を見極めるのは容易ではなく，ときとして，一見歯科診療とは無関係に思える雑談から酸蝕症の疑いが抽出される場合もある．おそらく，問診に同じ時間を費やしても，関連要因を見つけられる人と見つけられない人がいるであろう．お互い聞きづらい部分も含まれるが，患者目線で気持ちを伝えるコミュニケーションスキルが重要である．

　内因性因子（胃食道逆流性疾患など）に関しては，なぜ歯科医院で胃食道について聞かれるのか，患者側は疑問に思うであろう．このような状況では，患者が自ら進んで話すことはなく，歯科側からの質問に不信を抱くかもしれない．酸蝕症でつながる医歯連携のトピックを国民全体が共通認識できるような，社会的背景の変化が必要である．

　2016年，ペプシコーラが2020年を目処に砂糖含有量を減らすことが報じられた．この背景として，砂糖原料の高騰にともなう製造経費削減と，糖尿病やメタボの予防などを目的とする医学領域からのアプローチが考えられる．歯科界にとっても，う蝕予防に直結する要因であり

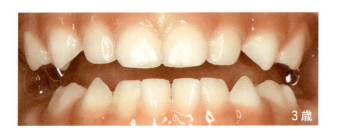
3歳

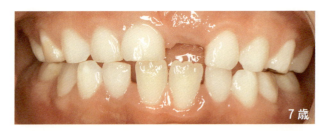
7歳

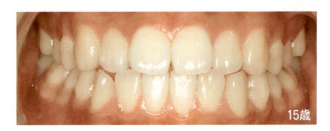
15歳

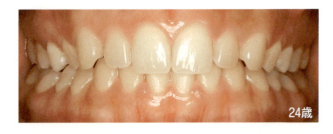
24歳

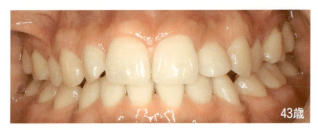
43歳

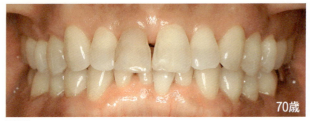
70歳

図108

歓迎すべき話題である．こうしたメーカーの決断が，他の飲料メーカーに与える影響は大きいであろう．

一方，酸蝕症に目を向けると，砂糖無配合の炭酸飲料（ゼロ系飲料など）でも歯は溶ける．砂糖が制限され続け，「それでもう蝕が減らないのはなぜだろう」と勘違いしたとき，世間一般は酸蝕症の存在に気づくのかもしれない．しかし，それでは遅すぎるのではないだろうか．健康な歯を守るメッセージの発信は，世界中の歯科関係者にかかっている．

歯は毎日使うものであるから，自然なすり減り（生理的な歯のすり減り）は避けられない（図108）．また，食品に最初に触れる臓器は歯であるため，飲食物の影響も避けられない．大事なのは，不用意に歯を溶かさないこと，失わないことである．誰にでも起こりうる酸蝕症について啓蒙し続けることで，健康な歯を守り，一生自分の歯で噛み続けることの大切さを伝えていきたい．

おわりに

歯は噛むために毎日使い続けるもの
自然なすり減りはやむを得ない．

食品に最初に触れる臓器は歯
食べる物の影響は避けられない．

大事なのは歯を不用意に溶かさず
すり減らさず，失わないこと．

DOCUMENT
巻末資料

巻末資料

歯の健康に関わる生活習慣などをお尋ねします（詳細版）

No.
お名前　　　　　　　様
男・女　　　　　　　歳

あなたの健康な歯を守る助言をさせていただくため，以下の質問にお答えください．
該当する項目の番号に○をつけてください（記載がない場合は具体的な品名をご追記ください）．

1．過去2年間を含め，年間を通じ，次の食べものや飲みものをどのくらい摂取していますか？

	品　名		頻　度		
食べもの	(1)	グレープフルーツ・レモン	ほとんど毎日	ときどき	食べない
	(2)	みかん・オレンジ	ほとんど毎日	ときどき	食べない
	(3)	りんご	ほとんど毎日	ときどき	食べない
	(4)	酢の物	ほとんど毎日	ときどき	食べない
	(5)	ヨーグルト	ほとんど毎日	ときどき	食べない
	(6)	梅干し	ほとんど毎日	ときどき	食べない
飲みもの	(7)	炭酸飲料（コーラ飲料・　　　　　　）	ほとんど毎日	ときどき	飲まない
	(8)	スポーツ飲料	ほとんど毎日	ときどき	飲まない
	(9)	栄養ドリンク	ほとんど毎日	ときどき	飲まない
	(10)	お酢系飲料（黒酢・りんご酢・　　　　　）	ほとんど毎日	ときどき	飲まない
	(11)	柑橘系飲料（オレンジジュース・グレープフルーツジュース・　　）	ほとんど毎日	ときどき	飲まない
	(12)	ワイン（赤ワイン・白ワイン）	ほとんど毎日	ときどき	飲まない
	(13)	乳酸飲料（品名：ヤクルト・カルピス　　　　）	ほとんど毎日	ときどき	飲まない
	(14)	りんごジュース	ほとんど毎日	ときどき	飲まない

＊頻度の目安：ほとんど毎日（週5日以上），ときどき（週1-4日），食べない（ゼロ）．

2．酸性飲料（質問1の飲料等）を1日に何回くらい飲みますか？
(1) 3回以上　　　(2) 1～2回　　　(3) 飲まない

3．飲みものはどのように飲みますか？
(1) 短時間で飲みきる　　　(2) 少量ずつ時間をかけて飲む　　　(3) どちらでもない

4．タバコを吸いますか？
(1) はい　　　(2) 以前は吸っていた　　　(3) いいえ

5．夜間に起きて水を飲むことがありますか？
(1) ある　　　(2) ときどきある　　　(3) ない

6．お酒を飲む機会はどのくらいありますか？
(1) ほとんど毎日　　　(2) 週半分　　　(3) ほとんど飲まない

7．寝酒の習慣がありますか？
(1) ほとんど毎日　　　(2) 週半分　　　(3) ほとんどない

8．冷たいものや熱いものでしみる歯がありますか？
(1) ある（ときどきも含む）　　　(2) ない　　　(3) わからない

9．歯をみがいているときにしみる歯がありますか？
(1) ある（ときどきも含む）　　　(2) ない　　　(3) わからない

10．噛んだときに痛い歯がありますか？
(1) ある　　　(2) ときどきある　　　(3) ない

11．歯が欠けたことがありますか？
(1) ある　　　(2) ない　　　(3) わからない

12．歯の色が気になりますか？
(1) 気になる　　　(2) ときどき気になる　　　(3) 気にならない

巻末資料1　酸蝕リスクのスクリーニング用問診票（詳細版）[49]

13. 歯が溶けている感じがしますか？
(1) する　　(2) ときどきする　　(3) しない

14. 口の渇きを感じることがありますか？
(1) ある　　(2) ない　　(3) わからない

15. 胸やけがすることがありますか？
(1) 週に1回以上　　(2) 月に数回　　(3) ほとんどない

16. 胃液が口に流れ出ることがありますか？
(1) 週に1回以上　　(2) 月に数回　　(3) ほとんどない

17. 嘔吐することがありますか？
(1) 週に1回以上　　(2) 月に数回　　(3) ほとんどない

18. 現在、日常的に服用している薬がありますか？
(1) はい　　(2) いいえ　　　　　　　　　(薬剤名：　　　　　　　　　　　　　　　　　　　)

19. 次の病気にかかったことがありますか？　または，現在，治療中の病気がありますか？
(1) 糖尿病 (2) 心疾患 (3) 脳血管疾患 (4) がん (5) その他 (高血圧・逆流性食道炎　　　　) (6) ない（わからない）

20. 歯ぎしりをすることがありますか？
(1) ある　　(2) ない　　(3) わからない

21. 歯をくいしばる癖がありますか？
(1) ある　　(2) ない　　(3) わからない

22. かたいものを好んで食べますか？
(1) はい　　(2) いいえ　　(3) わからない

23. ガムを噛む習慣がありますか？
(1) ほとんど毎日　　(2) 週半分　　(3) ほとんどない

24. 歯みがきはいつしますか？（複数回答可）
(1) 朝食前　(2) 朝食後　(3) 昼食後　(4) 間食後　(5) 夕食後　(6) 就寝前　(7) その他（　　　）

25. 食後，間食後の歯みがきは食べてから何分後くらいにしますか？（複数回答可）
(1) 食べたあとすぐ　　(2) 30分以内　　(3) 30分以上あと

26. 夜，歯みがきをしたあとに飲んだり食べたりすることがありますか？
(1) ほとんど毎日　　(2) 週半分　　(3) ほとんどない

27. 歯ブラシの毛のかたさは？
(1) かため　　(2) ふつう　　(3) やわらかめ　　(4) わからない

28. 歯をみがくときの力の入れ方は？
(1) つよい　　(2) ふつう　　(3) よわい　　(4) わからない

29. 歯みがき剤を使用していますか？
(1) はい　　(2) ときどき　　(3) いいえ　　（製品名をご記入ください）

30. 歯並びを治したことがありますか？
(1) ある　　(2) ない　　(3) わからない

31. 歯の漂白をしたことがありますか？
(1) ある　　(2) ない　　(3) わからない

ご協力ありがとうございました．

巻末資料

年齢層	10代〜20代							
	酸蝕あり (n=59)			酸蝕なし (n=132)			p値
食生活習慣	ほぼ毎日	ときどき	なし	ほぼ毎日	ときどき	なし	
グレープフルーツ・レモン(果実)	11.9	27.1	61.0	3.8	17.4	78.8	0.0196*
みかん・オレンジ(果実)	5.1	55.9	39.0	3.8	35.6	60.6	0.0211*
りんご(果実)	5.1	33.9	61.0	2.3	29.6	68.2	0.4507
ヨーグルト	28.8	54.2	17.0	22.0	39.4	38.6	0.0120*
梅干し	10.2	30.5	59.3	6.1	17.4	76.5	0.0528
酢の物	10.2	33.9	55.9	3.8	28.8	67.4	0.1302
炭酸飲料	33.9	25.4	40.7	4.6	36.4	59.1	<0.0001*
スポーツ飲料	13.6	47.5	39.0	3.8	25.0	71.2	<0.0001*
栄養ドリンク	3.4	35.6	61.0	2.3	18.2	79.5	0.0188*
乳酸飲料	13.6	32.2	54.2	6.8	25.8	67.4	0.1487
お酢系飲料	8.5	6.8	84.7	0.0	4.6	95.4	0.0023*
柑橘系飲料	27.1	44.1	28.8	8.3	37.9	53.8	0.0003*
りんごジュース	11.9	23.7	64.4	2.3	21.2	76.5	0.0174*
牛乳	25.4	35.6	39.0	24.2	27.3	48.5	0.4112
ガムを噛む習慣は？	20.3	15.3	64.4	14.4	27.3	58.3	0.1622
お酒を飲む機会は？	11.9	49.1	39.0	8.3	34.1	57.6	0.0594
寝酒の習慣は？	3.4	6.8	89.8	2.3	3.0	94.7	0.4346
	3回以上	1〜2回	なし	3回以上	1〜2回	なし	
酸性飲料の摂取は1日何回？	22.4	70.7	6.9	11.4	65.9	22.7	0.0105*
夜の歯みがき後の飲食は？	3.4	17.0	79.6	0.7	11.4	87.9	0.2130
	少量ずつ	短時間で	どちらでもない	少量ずつ	短時間で	どちらでもない	
飲みものの飲みかたは？	59.3	0.0	40.7	48.5	8.3	43.2	0.0523
生活習慣	はい	以前は吸っていた	わからない	はい	以前は吸っていた	わからない	
タバコを吸う？	13.6	5.1	81.3	12.9	1.5	85.6	0.3561
	はい	ときどき	いいえ	はい	ときどき	いいえ	
夜間に起きて水を飲む？	6.8	25.4	67.8	5.3	29.5	65.2	0.8015
健康状態	週に1回以上	月に数回	なし	週に1回以上	月に数回	なし	
嘔吐することがある？	5.1	1.7	93.2	0.8	6.0	93.2	0.0708
胸やけすることがある？	3.4	13.6	83.0	1.5	13.6	84.9	0.7412
胃液が口に流れ出ることがある？	6.8	3.4	89.8	2.3	7.6	90.1	0.2049
口腔内症状	はい	いいえ	わからない	はい	いいえ	わからない	
口の渇きを感じることは？	28.8	62.7	8.5	33.3	56.1	10.6	0.6847
冷・熱の刺激で歯がしみる？	47.5	50.8	1.7	42.4	51.5	6.1	0.3891
歯みがきでしみる歯がある？	22.0	76.3	1.7	16.8	79.4	3.8	0.6042
歯ぎしりをすることがある？	25.4	55.9	18.7	23.5	63.6	12.9	0.0508
歯をくいしばる癖がある？	27.1	59.3	13.6	20.5	65.1	14.4	0.5936
口腔衛生状態	かたいつよい	ふつう	やわらかいよわい	かたいつよい	ふつう	やわらかいよわい	
歯ブラシの毛のかたさは？	17.0	55.9	27.1	9.2	73.8	16.9	0.0475*
歯みがきの力の入れ方は？	28.8	61.0	10.2	18.9	75.6	5.5	0.1160
	はい	ときどき	なし	はい	ときどき	なし	
歯みがき剤の使用は？	93.2	3.4	3.4	91.7	5.3	3.0	0.9083

巻末資料2a 10〜20代における酸蝕症有無と酸蝕症因子との相関性（単変量解析結果）[49]

<2a〜fのみかた> 各世代の酸蝕症有無と各アンケート項目との相関性をp値で判断する．p値が0.05以下（*印）で有意差あり＝相関性あり．問診項目の各回答に相当する値は％表示．ほぼ毎日＝週5日以上／ときどき＝週1〜4日／なし＝摂取しない

年齢層	30代						
	酸蝕あり (n=48)			酸蝕なし (n=134)			
食生活習慣	ほぼ毎日	ときどき	なし	ほぼ毎日	ときどき	なし	p 値
グレープフルーツ・レモン(果実)	10.4	37.5	52.1	1.5	32.1	66.4	0.0124*
みかん・オレンジ(果実)	6.2	50.0	43.8	4.5	39.5	56.0	0.3436
りんご(果実)	12.5	45.8	41.7	3.7	39.5	56.7	0.0418*
ヨーグルト	31.3	45.8	22.9	20.9	44.0	35.1	0.1951
梅干し	8.3	27.1	64.6	3.7	26.1	70.2	0.4305
酢の物	8.3	39.6	52.1	3.0	38.8	58.2	0.2809
炭酸飲料	35.4	22.9	41.7	5.2	21.6	73.1	<0.0001*
スポーツ飲料	12.5	35.4	52.1	0.7	22.4	76.8	0.0001*
栄養ドリンク	6.3	22.9	70.8	2.2	10.5	87.3	0.0269*
乳酸飲料	12.5	27.1	60.4	3.7	11.9	84.3	0.0023*
お酢系飲料	12.5	6.2	81.3	1.5	11.2	87.3	0.0079*
柑橘系飲料	31.2	41.7	27.1	5.2	44.0	50.8	<0.0001*
りんごジュース	12.5	31.3	56.2	0.8	21.6	77.6	0.0003*
牛乳	27.1	35.4	37.5	29.9	29.1	41.0	0.7185
ガムを噛む習慣は？	12.5	8.3	79.2	11.2	24.6	64.2	0.0541
お酒を飲む機会は？	20.8	35.4	43.8	20.2	29.1	50.7	0.6638
寝酒の習慣は？	0.0	6.3	93.7	3.0	6.8	90.2	0.4710
	3回以上	1～2回	なし	3回以上	1～2回	なし	
酸性飲料の摂取は1日何回？	16.7	79.1	4.2	9.0	66.4	24.6	0.0054*
夜の歯みがき後の飲食は？	2.1	10.4	87.5	1.5	12.7	85.8	0.8882
	少量ずつ	短時間で	どちらでもない	少量ずつ	短時間で	どちらでもない	
飲みものの飲みかたは？	56.2	2.1	41.7	55.2	6.0	38.8	0.5600
生活習慣							
	はい	以前は吸っていた	わからない	はい	以前は吸っていた	わからない	
タバコを吸う？	20.9	8.3	70.8	13.4	4.5	82.1	0.2490
	はい	ときどき	いいえ	はい	ときどき	いいえ	
夜間に起きて水を飲む？	6.2	41.7	52.1	8.2	23.9	67.9	0.0646
健康状態	週に1回以上	月に数回	なし	週に1回以上	月に数回	なし	
嘔吐することがある？	0.0	6.3	93.7	0.8	2.2	97.0	0.3461
胸やけすることがある？	8.3	18.8	72.9	1.5	14.2	84.3	0.04833*
胃液が口に流れ出ることがある？	6.3	12.5	81.2	0.7	9.0	90.3	0.0593
口腔内症状	はい	いいえ	わからない	はい	いいえ	わからない	
口の渇きを感じることは？	37.5	52.1	10.4	33.6	56.7	9.7	0.8557
冷・熱の刺激で歯がしみる？	41.7	56.2	2.1	34.3	63.4	2.3	0.6620
歯みがきでしみる歯がある？	29.2	68.7	2.1	18.7	79.1	2.2	0.3132
歯ぎしりをすることがある？	22.9	64.6	12.5	26.9	59.7	13.4	0.8291
歯をくいしばる癖がある？	20.8	72.9	6.3	24.6	67.9	7.5	0.8122
口腔衛生状態	かたいつよい	ふつう	やわらかいよわい	かたいつよい	ふつう	やわらかいよわい	
歯ブラシの毛のかたさは？	25.0	68.8	6.2	15.8	72.9	11.3	0.3927
歯みがきの力の入れ方は？	27.1	68.8	4.2	30.0	65.4	4.6	0.6492
	はい	ときどき	なし	はい	ときどき	なし	
歯みがき剤の使用は？	100	0.0	0.0	95.5	2.3	2.2	0.3291

巻末資料2b 30代における酸蝕症有無と酸蝕症因子との相関性(単変量解析結果)[49]

巻末資料

年齢層	40代						
	酸蝕あり (n=45)			酸蝕なし (n=144)			
食生活習慣	ほぼ毎日	ときどき	なし	ほぼ毎日	ときどき	なし	p 値
グレープフルーツ・レモン(果実)	8.9	42.2	48.9	0.7	26.4	72.9	0.0015*
みかん・オレンジ(果実)	15.6	60.0	24.4	2.8	38.9	58.3	<0.0001*
りんご(果実)	26.7	42.2	31.1	9.0	32.6	58.3	0.0010*
ヨーグルト	57.8	28.9	13.3	34.7	36.8	28.5	0.0157*
梅干し	13.3	37.8	48.9	6.2	23.6	70.1	0.0288*
酢の物	22.2	42.2	35.6	4.2	44.4	51.4	0.0005*
炭酸飲料	22.2	22.2	55.6	3.5	20.8	75.7	0.0002*
スポーツ飲料	24.5	22.2	53.3	0.7	18.7	80.6	<0.0001*
栄養ドリンク	8.9	8.9	82.2	1.4	8.3	90.3	0.0525
乳酸飲料	11.1	20.0	68.9	4.8	16.7	78.5	0.2540
お酢系飲料	8.9	15.5	75.6	5.6	9.0	85.4	0.2582
柑橘系飲料	13.3	37.8	48.9	1.4	36.8	61.8	0.0019*
りんごジュース	4.5	22.2	73.3	0.7	20.1	79.2	0.1772
牛乳	44.4	28.9	26.7	40.3	27.1	32.6	0.7495
ガムを噛む習慣は？	11.1	17.8	71.1	16.7	11.8	71.5	0.4460
お酒を飲む機会は？	26.7	24.4	48.9	20.1	32.0	47.9	0.5169
寝酒の習慣は？	4.4	11.1	84.5	3.5	4.8	91.7	0.2209
	3回以上	1～2回	なし	3回以上	1～2回	なし	
酸性飲料の摂取は1日何回？	15.5	75.6	8.9	16.0	53.5	30.5	0.0101*
夜の歯みがき後の飲食は？	0.0	20.0	80.0	4.9	7.6	87.5	0.0252*
	少量ずつ	短時間で	どちらでもない	少量ずつ	短時間で	どちらでもない	
飲みものの飲みかたは？	57.8	4.4	37.8	53.5	7.6	38.9	0.7275
生活習慣							
	はい	以前は吸っていた	わからない	はい	以前は吸っていた	わからない	
タバコを吸う？	20.0	6.7	73.3	12.5	9.7	77.8	0.4078
	はい	ときどき	いいえ	はい	ときどき	いいえ	
夜間に起きて水を飲む？	11.1	24.4	64.4	6.3	21.5	72.2	0.4677
健康状態	週に1回以上	月に数回	なし	週に1回以上	月に数回	なし	
嘔吐することがある？	2.2	8.9	88.9	0.0	0.7	99.3	0.0021*
胸やけすることがある？	6.7	17.8	75.5	3.5	11.8	84.7	0.3499
胃液が口に流れ出ることがある？	2.2	15.6	82.2	0.0	7.6	92.4	0.0455*
口腔内症状	はい	いいえ	わからない	はい	いいえ	わからない	
口の渇きを感じることは？	37.8	60.0	2.2	34.0	54.9	11.1	0.1910
冷・熱の刺激で歯がしみる？	46.7	51.1	2.2	37.5	56.3	6.2	0.3787
歯みがきでしみる歯がある？	33.3	66.7	0.0	21.5	75.7	2.8	0.1725
歯ぎしりをすることがある？	22.2	60.0	17.8	26.4	50.7	22.9	0.5453
歯をくいしばる癖がある？	33.3	64.5	2.2	31.9	57.7	10.4	0.2222
口腔衛生状態	かたいつよい	ふつう	やわらかいよわい	かたいつよい	ふつう	やわらかいよわい	
歯ブラシの毛のかたさは？	20.0	66.7	13.3	19.4	65.3	13.2	1.0000
歯みがきの力の入れ方は？	29.5	61.4	9.1	31.0	64.1	4.9	0.5986
	はい	ときどき	なし	はい	ときどき	なし	
歯みがき剤の使用は？	95.6	4.4	0.0	93.8	5.5	0.7	0.8169

巻末資料2c　40代における酸蝕症有無と酸蝕症関連因子との相関性（単変量解析結果）[49]

年齢層	50代							
	酸蝕あり (n=41)			酸蝕なし (n=141)			p値
食生活習慣	ほぼ毎日	ときどき	なし	ほぼ毎日	ときどき	なし	
グレープフルーツ・レモン(果実)	19.5	24.4	56.1	2.1	34.8	63.1	0.0002*
みかん・オレンジ(果実)	19.5	51.2	29.3	5.7	53.2	41.1	0.0174*
りんご(果実)	24.4	39.0	36.6	7.8	48.9	43.3	0.0137*
ヨーグルト	51.2	31.7	17.1	40.4	32.6	27.0	0.3456
梅干し	12.2	34.2	53.7	8.5	28.4	63.1	0.5259
酢の物	9.8	58.5	31.7	7.8	45.4	46.8	0.2286
炭酸飲料	2.4	17.1	80.5	1.4	14.9	83.7	0.6728
スポーツ飲料	12.2	26.8	61.0	2.1	23.4	74.5	0.0159*
栄養ドリンク	4.9	19.5	75.6	2.1	7.8	90.1	0.0389*
乳酸飲料	22.0	21.9	56.1	5.0	22.0	73.0	0.0028*
お酢系飲料	9.7	29.3	61.0	2.8	12.8	84.4	0.0043*
柑橘系飲料	17.1	31.7	51.2	4.3	33.3	62.4	0.0184*
りんごジュース	7.3	17.1	75.6	3.6	26.4	70.2	0.3228
牛乳	41.4	34.2	24.4	47.5	27.0	25.5	0.6556
ガムを噛む習慣は?	19.5	9.8	70.7	10.6	12.1	77.3	0.3157
お酒を飲む機会は?	22.0	29.3	48.7	25.5	28.4	46.1	0.8947
寝酒の習慣は?	0.0	2.4	97.6	2.1	2.9	95.0	1.0000
	3回以上	1〜2回	なし	3回以上	1〜2回	なし	
酸性飲料の摂取は1日何回?	9.8	78.0	12.2	8.5	58.2	33.3	0.0297*
夜の歯みがき後の飲食は?	0.0	7.3	92.7	1.4	7.8	90.8	0.7394
	少量ずつ	短時間で	どちらでもない	少量ずつ	短時間で	どちらでもない	
飲みものの飲みかたは?	67.5	0.0	32.5	67.4	5.7	26.9	0.2711
生活習慣	はい	以前は吸っていた	わからない	はい	以前は吸っていた	わからない	
タバコを吸う?	7.3	4.9	87.8	10.7	10.6	78.7	0.5086
	はい	ときどき	いいえ	はい	ときどき	いいえ	
夜間に起きて水を飲む?	12.2	19.5	68.3	11.4	24.8	63.8	0.7802
健康状態	週に1回以上	月に数回	なし	週に1回以上	月に数回	なし	
嘔吐することがある?	0.0	7.3	92.7	0.0	1.4	98.6	0.0420*
胸やけすることがある?	2.4	14.6	82.9	1.4	17.7	80.9	0.6834
胃液が口に流れ出ることがある?	0.0	22.0	78.0	1.4	8.5	90.1	0.0723
口腔内症状	はい	いいえ	わからない	はい	いいえ	わからない	
口の渇きを感じることは?	39.0	56.1	4.9	39.7	56.0	4.3	0.9842
冷・熱の刺激で歯がしみる?	46.3	48.8	4.9	31.9	64.5	3.6	0.1902
歯みがきでしみる歯がある?	26.8	70.7	2.4	23.4	75.9	0.7	0.4677
歯ぎしりをすることがある?	34.2	51.2	14.6	21.3	58.2	20.5	0.2201
歯をくいしばる癖がある?	24.4	68.3	7.3	22.7	70.2	7.1	0.9711
口腔衛生状態	かたいつよい	ふつう	やわらかいよわい	かたいつよい	ふつう	やわらかいよわい	
歯ブラシの毛のかたさは?	7.3	73.2	19.5	14.3	72.1	13.6	0.3917
歯みがきの力の入れ方は?	30.0	65.0	5.0	31.6	59.6	8.8	0.7850
	はい	ときどき	なし	はい	ときどき	なし	
歯みがき剤の使用は?	95.1	2.5	2.4	87.9	6.4	5.7	0.5525

巻末資料2d 50代における酸蝕症有無と酸蝕症関連因子との相関性(単変量解析結果)[49]

巻末資料

年齢層	60代							
	酸蝕あり (n=48)			酸蝕なし (n=139)			p 値
食生活習慣	ほぼ毎日	ときどき	なし	ほぼ毎日	ときどき	なし	
グレープフルーツ・レモン(果実)	29.2	31.2	39.6	4.3	38.9	56.8	<0.0001*
みかん・オレンジ(果実)	39.6	45.8	14.6	18.1	47.1	34.8	0.0027*
りんご(果実)	41.7	35.4	22.9	21.8	47.8	30.4	0.0274*
ヨーグルト	58.3	22.9	18.8	50.4	26.6	23.0	0.6312
梅干し	16.7	33.3	50.0	10.2	34.3	55.5	0.4844
酢の物	27.1	45.8	27.1	16.2	52.2	31.6	0.2537
炭酸飲料	12.5	20.8	66.7	2.2	9.4	88.4	0.0011*
スポーツ飲料	18.8	27.1	54.2	5.0	15.8	79.2	0.0013*
栄養ドリンク	2.1	20.8	77.1	2.9	7.9	89.2	0.0531
乳酸飲料	22.9	25.0	52.1	7.9	18.7	73.4	0.0071*
お酢系飲料	14.5	16.7	68.8	5.0	13.0	82.0	0.0640
柑橘系飲料	18.7	29.2	52.1	6.5	23.7	69.8	0.0211*
りんごジュース	8.3	12.5	79.2	2.9	16.5	80.6	0.2384
牛乳	54.2	18.7	27.1	45.3	20.2	34.5	0.5411
ガムを噛む習慣は？	8.3	18.8	72.9	10.8	15.1	74.1	0.7734
お酒を飲む機会は？	14.6	20.8	64.6	25.2	15.8	59.0	0.2878
寝酒の習慣は？	0.0	2.1	97.9	2.2	5.0	92.8	0.6240
	3 回以上	1～2 回	なし	3 回以上	1～2 回	なし	
酸性飲料の摂取は1日何回？	18.8	75.0	6.2	24.5	46.0	29.5	0.0008*
夜の歯みがき後の飲食は？	4.2	10.4	85.4	4.3	4.0	90.7	0.4230
	少量ずつ	短時間で	どちらでもない	少量ずつ	短時間で	どちらでもない	
飲みものの飲みかたは？	64.6	6.2	29.2	59.0	5.8	35.2	0.7440
生活習慣							
	はい	以前は吸っていた	わからない	はい	以前は吸っていた	わからない	
タバコを吸う？	8.3	8.3	83.4	11.5	5.0	83.5	0.6076
	はい	ときどき	いいえ	はい	ときどき	いいえ	
夜間に起きて水を飲む？	18.7	6.3	75.0	17.4	19.6	63.0	0.0943
健康状態	週に1回以上	月に数回	なし	週に1回以上	月に数回	なし	
嘔吐することがある？	0.0	0.0	100	0.0	0.7	99.3	0.5557
胸やけすることがある？	6.3	22.9	70.8	0.7	17.3	82.0	0.0502
胃液が口に流れ出ることがある？	0.0	18.7	81.3	1.4	10.8	87.8	0.2603
口腔内症状	はい	いいえ	わからない	はい	いいえ	わからない	
口の渇きを感じることは？	31.3	66.7	2.0	48.6	42.0	9.4	0.0089*
冷・熱の刺激で歯がしみる？	43.7	56.3	0.0	26.6	69.8	3.6	0.0539
歯みがきでしみる歯がある？	20.8	79.2	0.0	16.0	80.4	3.6	0.3671
歯ぎしりをすることがある？	29.2	52.1	18.7	20.1	50.4	29.5	0.2399
歯をくいしばる癖がある？	22.9	70.8	6.3	30.2	54.0	15.8	0.0879
口腔衛生状態	かたいつよい	ふつう	やわらかいよわい	かたいつよい	ふつう	やわらかいよわい	
歯ブラシの毛のかたさは？	12.5	79.2	8.3	11.6	69.6	18.8	0.2366
歯みがきの力の入れ方は？	31.3	52.1	16.7	18.2	70.8	11.0	0.0576
	はい	ときどき	なし	はい	ときどき	なし	
歯みがき剤の使用は？	85.4	6.3	8.3	82.0	6.5	11.5	0.8231

巻末資料2e 60代における酸蝕症有無と酸蝕症関連因子との相関性(単変量解析結果)[49]

年齢層	70〜80代						
	酸蝕あり (n=49)			酸蝕なし (n=128)			
食生活習慣	ほぼ毎日	ときどき	なし	ほぼ毎日	ときどき	なし	p 値
グレープフルーツ・レモン(果実)	16.3	32.7	51.0	10.9	32.8	56.3	0.6050
みかん・オレンジ(果実)	40.8	34.7	24.5	23.4	54.7	21.9	0.0337*
りんご(果実)	47.0	36.7	16.3	22.7	46.1	31.2	0.0047*
ヨーグルト	63.2	18.4	18.4	55.5	27.3	17.2	0.4606
梅干し	28.6	32.6	38.8	22.7	36.7	40.6	0.7029
酢の物	38.8	40.8	20.4	29.7	48.4	21.9	0.4994
炭酸飲料	6.1	16.3	77.6	3.9	9.4	86.7	0.3240
スポーツ飲料	14.3	18.4	67.3	5.5	19.5	75.0	0.1501
栄養ドリンク	8.2	8.2	83.6	2.4	7.8	89.8	0.2224
乳酸飲料	14.3	22.4	63.3	7.0	25.0	68.0	0.3205
お酢系飲料	10.2	14.3	75.5	6.3	16.4	77.3	0.6471
柑橘系飲料	12.3	16.3	71.4	3.9	27.3	68.8	0.0558
りんごジュース	4.1	12.2	83.7	0.8	26.6	72.6	0.0439*
牛乳	63.3	14.3	22.4	48.5	28.1	23.4	0.1170
ガムを噛む習慣は？	20.4	6.1	73.5	8.6	14.1	77.3	0.0469*
お酒を飲む機会は？	22.5	20.4	57.1	16.4	15.6	68.0	0.3999
寝酒の習慣は？	8.2	2.0	89.8	0.8	1.6	97.6	0.0285*
	3回以上	1〜2回	なし	3回以上	1〜2回	なし	
酸性飲料の摂取は1日何回？	12.2	65.3	22.5	15.6	61.0	23.4	0.8190
夜の歯みがき後の飲食は？	4.1	10.2	85.7	1.6	7.0	91.4	0.4552
	少量ずつ	短時間で	どちらでもない	少量ずつ	短時間で	どちらでもない	
飲みものの飲みかたは？	59.2	2.0	38.8	61.7	7.0	31.3	0.3326
生活習慣							
	はい	以前は吸っていた	わからない	はい	以前は吸っていた	わからない	
タバコを吸う？	4.1	12.2	83.7	5.5	7.8	86.7	0.6597
	はい	ときどき	いいえ	はい	ときどき	いいえ	
夜間に起きて水を飲む？	24.5	18.4	57.1	21.1	24.2	54.7	0.6835
健康状態	週に1回以上	月に数回	なし	週に1回以上	月に数回	なし	
嘔吐することがある？	0.0	6.1	93.9	0.0	0.0	100	0.0048*
胸やけすることがある？	6.1	14.3	79.6	2.3	16.4	81.3	0.5137
胃液が口に流れ出ることがある？	2.0	14.3	83.7	0.0	7.0	93.0	0.0510
口腔内症状	はい	いいえ	わからない	はい	いいえ	わからない	
口の渇きを感じることは？	40.8	57.1	2.0	43.0	52.3	4.7	0.6642
冷・熱の刺激で歯がしみる？	32.7	67.3	0.0	18.0	81.2	0.8	0.0602
歯みがきでしみる歯がある？	24.5	75.5	0.0	8.6	90.6	0.8	0.0144*
歯ぎしりをすることがある？	14.3	67.3	18.4	13.3	71.9	14.8	0.8157
歯をくいしばる癖がある？	20.4	69.4	10.2	14.1	73.4	12.5	0.5656
口腔衛生状態	かたいつよい	ふつう	やわらかいよわい	かたいつよい	ふつう	やわらかいよわい	
歯ブラシの毛のかたさは？	26.5	59.2	14.3	12.6	70.9	16.5	0.1451
歯みがきの力の入れ方は？	42.9	42.9	14.3	25.8	57.8	16.4	0.0836
	はい	ときどき	なし	はい	ときどき	なし	
歯みがき剤の使用は？	98.0	0.0	2.0	85.2	10.2	4.6	0.0252*

巻末資料2f　70〜80代における酸蝕症有無と酸蝕症関連因子との相関性（単変量解析結果）[49]

BIBLIOGRAPHY
参考文献

1) 北迫勇一. 酸蝕歯の病態ケア食生活. 第1回 酸蝕歯とは. デンタルハイジーン 2012；32：1038-1041.
2) Darby ET. Dental erosion and the gouty diathesis: Are they usually associated? Dent Cosm 1892；34：629-640.
3) 北迫勇一. 食後のブラッシングと酸蝕症. 歯界展望 2014；124：736-741.
4) Huysmans MC, Chew HP, Ellwood RP. Clinical studies of dental erosion and erosive wear. Caries Res 2011；45：60-68.
5) El Aidi H, Bronkhorst EM, Huysmans MC, Truin GJ. Multifactorial analysis of factors associated with the incidence and progression of erosive tooth wear. Caries Res 2011；45：303-312.
6) Al-Malik MI, Holt RD, Bedi R. Erosion, caries and rampant caries in preschool children in Jeddah, Saudi Arabia. Community Dent Oral Epidemiol 2002；30：16-23.
7) Zhang S, Chau AM, Lo EC, Chu CH. Dental caries and erosion status of 12-year-old Hong Kong children. BMC Public Health 2014；14：7.
8) Lussi A, Carvalho TS. Erosive tooth wear：A multifactorial condition of growing concern and increasing knowledge. Monogr Oral Sci 2014；25：1-15.
9) Kitasako Y, Sasaki Y, Takagaki T, Sadr A, Tagami J. Erosive tooth wear among different tooth types and surfaces in Japanese adults 15 to 89 years old. Oral Health Prev Dent 2017 (in press).
10) Shellis RP, Barbour ME, Jesani A, Lussi A. Effects of buffering properties and undissociated acid concentration on dissolution of dental enamel in relation to pH and acid type. Caries Res 2013；47：601-611.
11) Gray JA. Kinetics of the dissolution of human dental enamel in acid. J Dent Res 1962；41：633-645.
12) Featherstone JD, Rodgers BE. Effect of acetic, lactic and other organic acids on the formation of artificial carious lesions. Caries Res 1981；15：377-385.
13) Lin WT, Kitasako Y, Nakashima S, Tagami J. A comparative study of the susceptibility of cut and uncut enamel to erosive demineralization. Dent Mater J 2017；36：48-53.
14) Smith BG, Knight JK. An index of measuring the wear of teeth. Br Dent J 1984；156：435-438.
15) Lussi A, Schaffner M, Hotz P, Suter P. Dental erosion in a population of Swiss adults. Community Dent Oral Epidemiol 1991；19：286-290.
16) Bartlett D, Ganss C, Lussi A. Basic Erosive Wear Examination (BEWE)：a new scoring system for scientific and clinical needs. Clin Oral Investig 2008；12：S65-8.
17) https：//www.gsk-dentalprofessionals.co.uk/resources/pronamel-bewe-examination-tool/
18) Fares J, Shirodaria S, Chiu K, Ahmad N, Sherriff M, Bartlett D. A new index of tooth wear. Reproducibility and application to a sample of 18- to 30-year-old university students. Caries Res 2009；43：119-125.
19) Kitasako Y, Sasaki Y, Takagaki T, Sadr A, Tagami J. Age-specific prevalence of erosive tooth wear by acidic diet and gastroesophageal reflux in Japan. J Dent 2015；43：418-423.
20) Bartlett DW, Lussi A, West NX, Bouchard P, Sanz M, Bourgois D. Prevalence of tooth wear on buccal and lingual surfaces and possible risk factors in young European adults. J Dent 2013；41：1007-13.
21) Schlueter N, Tveit AB. Prevalence of erosive tooth wear in risk groups. Monogr Oral Sci 2014；25：74-98.
22) 日本消化器病学会編. 胃食道逆流症(GERD)診療ガイドライン 2015, 改訂第2版. 東京：南江堂, 2015.
23) 日本消化器病学会編. 患者さんと家族のための胃食道逆流症 (GERD)ガイドブック. 東京：南江堂, 2010.
24) 木下芳一. ビジュアルde病態 GERD(胃食道逆流症). HosPha 2011；4：13
25) 岩切勝彦. FROM DOCTOR 診療科へようこそ. 消化器内科 HosPha 2010；3：16-18
26) 鎌田智有, 春間賢, 井上和彦, 高尾俊弘, 塩谷昭子. H. pylori 除菌治療後の逆流性食道炎の発生. 日本臨牀 2016；74：1328-1333.
27) Kusano M, Shimoyama Y, Sugimoto S. Kawamura O, Maeda M, Minashi K, Kuribayashi S, Higuchi T, Zai H, Ino K, Horikoshi T, Sugiyama T, Toki M, Ohwada T, Mori M. Development and evaluation of FSSG：frequency scale for the symotoms of GERD. J Gastroenterol 2004；39：888-891.
28) 木下芳一, 石村典久. プロプトポンプ阻害薬, H2受容体拮抗薬. 日本臨牀 2016；74：1304-1310.
29) Adachi K, Fujishiro H, Katsube T, Yuki M, Ono K, Kawamura A, Rumi MA, Watanabe M, Kinoshita Y. Predominant nocturnal acid reflux in patients with Los Angeles grade C and D reflux esophagitis. J Gastroenterol Hepatol 2001；16：1191-1196.
30) Yoshikawa H, Furuta K, Ueno M, Egawa M, Yoshino A, Kondo S, Nariai Y, Ishibashi H, Kinoshita Y, Sekine J. Oral symptoms including dental erosion in gastroesophageal reflux disease are associated with decreased salivary flow volume and swallowing function. J Gastroenterol 2012；47：412-420.
31) Gudmundsson K, Kristleifsson G, Theodors A, Holbrook WP. Tooth erosion, gastroesophageal reflux, and salivary buffer capacity. Oral Surg Oral Med Oral Pathol Oral Radiol Endod 1995；79：185-189.
32) Bartlett DW, Evans DF, Anggiansah A, Smith BG. A study of the association between gastro-oesophageal reflux and palatal dental erosion. Br Dent J 1996；181：125-131.
33) Helm JF, Dodds WJ, Pelc LR, Palmer DW, Hogan WJ, Teeter BC. Effects of esophageal emptying and saliva on clearance of acid from the esophagus. N Engl J Med 1984；310：284-288.
34) Smoak BR, Koufman JA. Efects of gum chewing on pharyngeal and esophageal pH. Ann of Otol Rhinol Laryngol 2001；110：1117-1119.
35) 春間賢, 末廣満彦, 河本博文, 眞部紀明. カリウムイオン競合型アシッドブロッカー. 日本臨牀 2016；74：1311-1315.
36) Moazzez R, Bartlett D. Intrinsic causes of erosion. Monogr Oral Sci 2014；25：180-196.
37) 春井井邦夫, 舟木康, 井澤晋也, 小笠原尚高, 佐々木誠人. 非びらん性胃食道逆流症(NERD). 日本臨牀 2016；74：1351-1356.
38) Iwakiri K, Kawami N, Sano H, Tanaka Y, Umezawa M, Kotoyori M, Hoshihara Y, Sakamoto C. Acid and non-acid reflux in Japanese patients with non-erosive reflux disease with persistent reflux symptoms, despite taking a double-dose of proton pump inhibitor：a study using combined pH-impedance monitoring. J Gastroenterol 2009；44：708-712.
39) 日本口腔衛生学会・産業衛生研究部会編. 歯牙酸蝕症と産業保健管理. 東京：口腔保健協会, 1985.
40) 日本歯科医師会監修, 矢崎武, 藤田雄三. 歯科医師のための産業保健入門 第5版. 東京：口腔保健協会, 2006.
41) Mulic A, Tveit AB, Hove LH, Skaare AB. Dental erosive wear among Norwegian wine tasters. Acta Odontol Scand 2011；69：21-26.
42) Cochrane NJ, Cai F, Yuan Y, Reynolds EC. Erosive potential of beverages sold in Australian schools. Aust Dent J 2009；54：238-244.
43) 北迫勇一, 田上順次. 飲食物で歯が溶ける?!：酸蝕から歯を守ろう！. 東京：クインテッセンス出版, 2016.
44) Mita H, Kitasako Y, Takagaki T, Sadr A, Tagami J. Development and evaluation of a low-erosive apple juice drink with Phosphoryl Oligosaccharides of Calcium. Dent Mater J 2013；32：212-218.

45) Larsen MJ. Prevention by means of fluoride of enamel erosion as caused by soft drinks and orange juice. Caries Res 2001;35:229-234.

46) 愛知徹也. 生命と歯の間で. 平成24年度千代田区学校保健大会資料, 東京：2012年11月17日

47) Hellwig E, Lussi A. Oral hygiene products, medications and drugs-hiddedn aetiological factors for dental erosion. Monogr Oral Sci 2014;25:155-162.

48) Barbour ME, Lussi A. Erosion in relation to nutrition and the environment. Monogr Oral Sci 2014;25:143-154.

49) Kitasako Y, Sasaki Y, Takagaki T, Sadr A, Tagami J. Multifactorial logistic regression analysis of factors associated with the incidence of erosive tooth wear among adults at different ages in Tokyo. Clin Oral Investig 2017(in press).

50) Kitasako Y, Burrow MF, Stacey M, Huq L, Reynolds EC, Tagami J. Comparative analysis of three commercial saliva testing kits with a standard saliva buffering test. Aust Dent J 2008;53:140-144.

51) Kitasako Y, Moritsuka M, Foxton RM, Ikeda M, Tagami J, Nomura S. Simplified and quantitative saliva buffer capacity test using a hand-held pH meter. Am J Dent 2005;18:147-150.

52) Moritsuka K, Kitasako Y, Burrow MF, Ikeda M, Tagami J. The pH change after HCl titration into resting and stimulated saliva for a buffering capacity test. Aust Dent J 2006;51:170-174.

53) Ericsson Y. Clinical investigations of the salivary buffering action. Acta Odontol Scand 1959;17:131-165.

54) Moritsuka K, Kitasako Y, Burrow MF, Ikeda M, Tagami J Nomura S. Quantitative assessment for stimulated saliva flow rate and buffering capacity in relation to different ages. J Dent 2006;34:716-720.

55) Aiuchi H, Kitasako Y, Fukuda Y, Nakashima S, Burrow MF, Tagami J. Relationship between quantitative assessments of salivary buffering capacity and ion acitivity product for hydroxyapatite in relation to cariogenic potential. Aust Dent J 2008;53:167-171.

56) Kitasako Y, Burrow MF, Huq LN, Stacey MA, Reynolds EC, Tagami J. A simplified quantitative test-adapted Checkbuf test-for resting saliva buffering capacity compared with a standard test. Oral Surg Oral Med Oral Pathol Oral Radiol Endod 2009;108:551-556.

57) 楠雅博. 臨床現場における酸蝕症. 歯界展望 2014;124:726-735.

58) 北迫勇一. 酸蝕歯の病態ケア食生活：第3回 酸蝕歯とは. デンタルハイジーン 2012;32:1272-1275.

59) Nakane A, Sasaki Y, Miwa Z, Kitasako Y, Tagami J. Prevalence of dental erosion and related factors in the deciduous dentition of Japanese children. Pediatr Dent J 2014;24:97-105.

60) 小林賢一. 歯が溶ける！エロージョンの診断から予防まで. 東京：医歯薬出版, 2009.

61) 北迫勇一. 酸蝕歯をじょうずに防ぐ. 歯科衛生士 2015;39:48-56.

62) Attin T, Buchalla W, Gollner M, Hellwig E. Use of variable remineralization periods to improve the abrasion resistance of previously eroded enamel. Caries Res 2000;34:48-52.

63) Jaeggi T, Lussi A. Toothbrush abrasion of erosively altered enamel after intraoral exposure to saliva：an in situ study. Caries Res 1999;33:455-461.

64) Attin T, Knöfel S, Buchalla W, Tültüncü R. In situ evaluation of different remineralization periods to decrease brushing abrasion of demineralized enamel. Caries Res 2001;35:216-222.

65) Tsuda Y, Kitasako Y, Sadr A, Nakashima S, Tagami J. Effects of brushing timing after erosive challenge on enamel loss in situ：White light interferometer and nanoindentation study. Dent Mater J 2016;35:613-620.

66) Lussi A, Lussi J, Carvalho TS, Cvikl B. Toothbrushing after an erosive attack：will waiting avoid tooth wear? Eur J Oral Sci 2014;122:353-359.

67) 飯島洋一. う蝕と酸蝕症にかかわるブラッシング To brush or not brush：that is the question. 歯界展望 2014;124:748-754.

68) Tanaka K, Iijima Y. Acid resistance of human enamel in vitro after bicarbonate application during remineralization. J Dent 2001;29:421-423.

69) 桃井保子. 歯根面の酸蝕とブラッシング：文献からの情報. 歯界展望 2014;124:742-747.

70) Franzò D, Philpotts CJ, Cox TF, Joiner A. The effect of toothpaste concentration on enamel and dentine wear in vitro. J Dent 2010;38:974-979.

71) Wiegand A, Kuhn M, Sener B, Roos M, Attin A. Abrasion of eroded dentin caused by toothpaste slurries of different abrasivity and tooth brushes of different filament diameter. J Dent 2009;37:480-484.

72) Nakamura M, Kitasako Y, Nakashima S, Sadr A, Tagami J. Impact of toothpaste on abrasion of sound and eroded enamel：An in vitro white light interferometer study. Am J Dent 2015;28:268-272.

73) Tyas MJ, Anusavice KJ, Frencken JE, Mount GJ. Minimal intervention dentistry-a review. FDI Commission Project 1-97. Int Dent J 2000;50:1-12.

74) http://www.fdiworldental.org/media/94411/2_ps_revision_mid_en_gab.pdf

75) Ganss C, Lussi A, Schlueter N. The histological features and physical properties of eroded dental hard tissues. Monogr Oral Sci 2014;25:99-107.

76) Ganss C, Klimek J, Schäffer U, Spall T. Effectiveness of two fluoridation measures on erosion progression in human enamel and dentine in vitro. Caries Res 2001;35:325-330.

77) Buzalaf MA, Magalhães AC, Wiegand A. Alternatives to fluoride in the prevention and treatment of dental erosion. Monogr Oral Sci 2014;25:244-252.

78) Kleter GA, Damen JJ, Everts V, Niehof J, ten Cate JM. The influence of the organic matrix on demineralization of bovine root dentin in vitro. J Dent Res 1994;73:1523-1529.

79) Huysmans MC, Young A, Ganss C. The role of fluoride in erosion therapy. Monogr Oral Sci 2014;25:230-243.

80) Ganss C, Klimek J, Brune V, Schürmann A. Effects of two fluoridation measures on erosion progression in human enamel and dentine in situ. Caries Res 2004;38:561-566.

81) Hove LH, Holme B, Young A, Tveit AB. The protective effect of TiF_4, SnF_2 and NaF against erosion-like lesions in situ. Cares Res 2008;42:68-72.

82) Sundaram G, Wilson R, Watson TF, Bartlett D. Clinical measurement of palatal tooth wear following coating by a resin sealing system. Oper Dent 2007;32:539-543.

83) Bartlett D, Sundaram G, Moazzez R. Trial of protective effect of fissure sealants, in vivo, on the palatal surfaces of anterior teeth, in patients suffering from erosion. J Dent 2011;39:26-29.

84) West N, Seong J, Davies M. Dentin hypersensitivity. Monogr Oral Sci 2014;25:108-122.

85) 山本寛. ストップ！The 知覚過敏―歯科材料によるアプローチ. DE 2010;174:289-292.

86) Nakata T, Kitasako Y, Sadr A, Nakashima S, Tagami J. Effect of a calcium phosphate and fluoride paste on prevention of enamel demineralization. Dent Mater J 2017 (in press).

87) Reynolds EC. Remineralization of enamel subsurface lesions by casein phosphopeptide-stabilized calcium phosphate solutions. J Dent Res 1997;76:1587-1595.

88) Cochrane NJ, Saranathan S, Cai F, Cross KJ, Reynolds EC. Enamel subsurface lesion remineralisation with casein phosphopeptide stabilized solutions of calcium, phosphate and fluoride. Caries Res 2008;42:88-97.

89) Kamasaka H, To-o K, Kusaka K, Kuriki T, Kometani K, Okuda S. Effect of phosphoryl oligosaccharides on iron solubility under neutral conditions. Biosci, Biotech Biochem 1997;61:1209-1210.

90) Kitasako Y, Sadr A, Shimada Y, Sumi Y, Tagami J. The utility of chewing gum in treating white spot lesions. Curr Oral Health Rep 2016;3:111-116.

91) Ibusuki T, Kitasako Y, Sadr A, Shimada Y, Sumi Y, Tagami J. Observation of white spot lesions using swept source optical coherence tomography (SS-OCT)：in vitro and in vivo study. Dent Mater J 2015;34:545-552.

92) Fujikawa H, Matsuyama K, Uchiyama A, Nakashima S, Ujiie T. Influence of salivary macromolecules and fluoride on enamel lesion remineralization in vitro. Caries Res 2008;42:37-45.

93) Crombie FA, Cochrane NJ, Manton DJ, Palamara JE, Reynolds EC. Mineralisation of developmentally hypomineralised human enamel in vitro. Caries Res 2013;47:259-263.

94) Iizuka J, Mukai Y, Taniguchi M, Mikuni-Takagaki Y, ten Cate JM, Teranaka T. Chemical alteration by tooth bleaching of human salivary proteins that infiltrated subsurface enamel lesions - experimental study with bovine lesion model systems. Dent Mater J 2014；33：663-668.

95) Kitasako Y, Cochrane NJ, Khairul M, Shida K, Adams GG, Burrow MF, Reynolds EC, Tagami J. The clinical application of surface pH measurements to longitudinally assess white spot enamel lesions. J Dent 2010；38：584-590.

96) 北迫勇一．各種飲食物の酸性度と酸蝕歯の関係．日歯医師会誌 2010；63：19-27．

97) Featherstone JD. Prevention and reversal of dental caries：role of low level fluoride. Community Dent Oral Epidemiol 1999；27：31-40.

98) ten Cate JM. Remineralization of deep enamel dentine caries lesions. Aust Dent J 2008；53：281-285.

99) 北迫勇一．歯質再石灰化治療の最前線—ガムによる初期エナメル質う蝕の再石灰化．DE 2012；181：213-216．

100) 中嶋省志，北迫勇一．エナメル質初期う蝕の再石灰化メカニズムと臨床的な取り組み．日歯医師会誌 2012；65：21-31．

101) Moynihan P, Petersen PE. Diet, nutrition and the prevention of dental diseases. Public Health Nutr 2004；7：201-226.

102) Riley P, Moore D, Ahmed F, Sharif MO, Worthington HV. Xylitol-containing products for preventing dental caries in children and adults. Cochrane Database Syst Rev 2015；26：CD010743.

103) Kitasako Y, Tanaka M, Sadr A, Hamba H, Ikeda M, Tagami J. Effects of a chewing gum containing phosphoryl oligosaccharides of calcium (POs-Ca) and fluoride on remineralization and crystallization of enamel subsurface lesions in situ. J Dent 2011；39：771-779.

104) Kitasako Y, Sadr A, Hamba H, Ikeda M, Tagami J. Gum containing calcium fluoride reinforces enamel subsurface lesion in situ. J Dent Res 2012；91：370-375.

105) Sugiura M, Kitasako Y, Sadr A, Shimada Y, Sumi Y, Tagami J. White spot lesion remineralization by sugar-free chewing gum containing bio-available calcium and fluoride：A double-blind randomized control trial. J Dent 2016；54：86-91.

106) Shida K, Kitasako Y, Burrow MF, Tagami J. Micro-shear bond strengths and etching efficacy of a two-step self-etching adhesive system to fluorosed and non-fluorosed enamel. Eur J Oral Sci 2009；117：182-186.

107) 北迫勇一．ミニマルインターベンションって何？．デンタルハイジーン 2016；36：882-885．

108) Cai F, Shen P, Walker GD, Reynolds C, Yuan Y, Reynolds EC. Remineralization of enamel subsurface lesions by chewing gum with added calcium. J Dent 2009；37：763-768.

109) Shen P, Manton DJ, Cochrane NJ, Walker GD, Yuan Y, Reynolds C, Reynolds EC. Effect of added calcium phosphate on enamel remineralization by fluoride in a randomized controlled in situ trial. J Dent 2011；39：518-525.

110) 北迫勇一．酸蝕歯へのコンポジットレジンの応用．デンタルダイヤモンド 2013；38：56-63．

111) Nishimura K, Ikeda M, Yoshikawa T, Otsuki M, Tagami J. Effect of various grit burs on marginal integrity of resin composite restorations. J Med Dent Sci 2005；52：9-15.

112) Kitasako Y, Sadr A, Nikaido T, Tagami J. Relationship between perception of difficulty and clinical experience of approximal composite restorations in final-year undergraduate students at Tokyo Medical and Dental University. J Med Dent Sci 2011；58：1-5.

113) Flury S, Koch T, Peutzfeldt A, Lussi A, Ganss C. The effect of a tin-coating fluoride mouth rinse on the bond between resin composite and erosively demineralized dentin. Clin Oral Investig 2013；17：217-225.

114) Peutzfeld A, Jaeggi T, Lussi A. Restorative therapy of erosive lesions. Monogr Oral Sci 2014；25：253-261.

115) Kitasako Y, Sadr A, Burrow MF, Tagami J. Thirty-six month clinical evaluation of a highly filled flowable composite for direct posterior restorations. Aust Dent J 2016；61：366-373.

INDEX

英数字

2ステップセルフエッチングシステム　102, 112
Attin　75, 76
Bartlett　24, 34, 76, 81
BEWE法　24, 25, 27, 付録シート2
CPP-ACP　89, 90, 91
erosive tooth wear　4, 15, 16, 20, 23, 24, 54, 63, 64, 65, 66, 68, 75, 78, 112
FDI　23, 85, 86
Fスケール問診票　32
Ganss　15
Huysmans　15, 87
ICDAS　54
in situ　4, 76, 94
in vitro　4, 18, 21, 22, 44, 46, 58, 75, 84, 89, 94
in vivo　4, 18, 89
Lussi　15, 20, 21, 24, 27, 75, 77, 87
MIコンセプト　20, 34, 73, 79, 85, 88, 90, 100, 105, 111, 114, 116
pH値　12, 13, 22, 30, 33, 36, 40, 41, 43, 44, 45, 57, 58, 66, 81, 82, 102
POS-Ca　43, 89, 90, 92, 102, 103
POs-Ca F　86, 92, 94, 95, 98
Smith & Knight法　23, 25, 27
tooth wear　11, 15, 23, 26, 41, 53, 63, 68
wearスコア値　8, 16, 24, 25, 27, 52, 54, 付録シート2
WHO　23, 92, 98

あ

アブフラクション　11, 23
安静時唾液　36, 57, 75, 77, 78
胃食道逆流症（GERD）　14, 27, 29, 30, 33, 34, 39, 51, 60, 45, 65, 80, 88
　──の投薬処置　29, 34, 36, 37, 60, 73
胃食道逆流症診療ガイドライン　30
胃食道逆流症ガイドブック　3, 33, 34
医歯連携　3, 37, 41, 51, 118
インジェクタブルレジン　107, 113, 114, 115
咽頭部　36
う蝕　14, 15, 17, 18, 19, 43, 52, 61, 74, 86, 87, 89, 90, 91, 101, 116
　酸蝕症と──の混在　69, 101, 116
疫学調査　24, 25, 27, 52, 56, 70, 79, 116
　筆者らの──　16, 25, 27, 33, 45, 51, 54, 55, 56, 76, 122, 124
エナメル質
　──形成不全症　61, 90
　──最表層部　18, 21, 22, 46, 75, 77, 89, 95, 96, 98, 101
　──酸蝕　4, 44, 46, 53, 54, 64, 86, 118
　──脱灰　16, 20, 24, 25, 28, 77, 86, 92, 118
　──段階の診断　23, 25, 26, 27, 28, 51, 53, 54, 59, 118
　──の再結晶化　96
　──臨界pH値　12, 13, 41, 43, 82, 付録シート3
嘔吐（持続性）　29, 30, 33, 34, 38, 82, 88
大型放射光施設：Spring-8　96

か・き

外因性因子　12, 14, 23, 29, 30, 40, 46, 54, 59, 61, 65, 68, 73
拡大鏡　59
隔壁装置　111, 112
仮性露髄　63
窩洞形成　111
下部食道括約筋（LES）　31, 32, 35
ガム摂取　36, 57, 77, 89, 92, 95, 100
カルシウム素材　43, 86, 88, 89, 90, 91, 92, 93, 94, 95, 98, 101, 103
柑橘系果実の過剰摂取　11, 14, 41, 63, 65, 66, 68, 74, 75, 106
患者教育　85, 86
キシリトール　92, 93
逆流性食道炎　27, 30
キャリブレーション　52, 53, 76, 付録シート2
臼歯部
　下顎──頬側面　14, 60
　下顎──咬合面　14, 34, 60, 65
　上顎──頬側面　14, 60
　上顎──咬合面　62, 108
臼歯部大型修復　111, 112, 114, 115, 116
頬側面　14, 15, 19, 24, 26, 34, 52, 60, 70
　下顎臼歯部──　14, 60
　上顎臼歯部──　14, 67
　上顎小臼歯──　14, 60
亀裂　25, 26

く・け・こ

グラスアイオノマーセメント　86
外科的対応　105
研磨剤　81, 83
口蓋側　25, 34, 52, 60, 70
　　──基底結節部　63
　　上顎前歯部──　14, 34, 37, 38, 60, 62, 63, 65, 67, 69
口腔衛生　17, 54, 80
口腔衛生指導　67, 74, 79, 81
口腔内細菌　14, 17, 43, 89
口腔内診査　47, 51, 52, 59
口腔内評価法　23, 24, 25, 26, 27, 76, 付録シート2
　　筆者らの──　25, 26, 27, 54, 付録シート2
攻撃因子　31
咬合痛　25, 28, 64, 73, 105, 106
咬合面　14, 15, 23, 26, 27, 34
　　下顎臼歯部──　14, 34, 60, 65
　　上顎臼歯部──　62, 108
　　──裂溝部　52, 113
高度象牙質実質欠損　62, 108, 112
咬耗　11, 15, 23, 54, 63, 66, 108
　　酸蝕症と──の混在　54, 56, 63, 65, 66, 75, 87
コクラン・レビュー　92
コミュニケーションスキル　51, 118
コンポジットレジン修復　20, 34, 63, 65, 67, 73, 86, 105, 106, 108, 114, 116

さ

再石灰化　20, 77, 89, 90, 92, 95, 97
　　──療法　85, 86, 89, 90, 91, 99, 100, 101, 104
サプリメント　45
酸蝕症
　　──の地域性　15, 19, 20, 52
　　──と世代　2, 12, 14, 17, 27, 28, 56, 68, 73, 104
　　──罹患率　27, 28, 45, 54
酸蝕能抑制　44
酸性飲食物　11, 12, 14, 17, 23, 27, 40, 42, 44, 62, 64
　　──の過剰摂取　29, 41, 44, 45, 62, 63, 64, 65, 66, 77, 82, 104, 106, 108, 122, 124
酸性薬剤　45

し

シーラント材料　87
歯冠破折　26, 28, 60, 61, 64, 73, 105, 108
歯頸部　15, 19, 25, 52, 64, 101, 104, 106, 109
　　──に残る健全歯質　53, 60, 64
刺激唾液　36, 46, 57, 77, 78
歯質強化　85
視診による酸蝕評価　51, 52, 54, 59, 付録シート2
自発痛　63, 64, 101
歯磨剤　81, 82, 83, 84
　　──の研磨剤　83, 84
　　──のpH値　81, 82
シュガーフリー　20, 41, 119
シュガーレスガム　92, 98, 99
消化器内科　8, 38, 39, 60, 付録シート1
小児の酸蝕症例　14, 69, 70
初期う蝕　20, 21, 90, 95
職業性因子　12, 29, 40
食生活習慣　45, 51, 56, 63, 70, 73, 74, 79, 80
食道　27, 36, 28, 39
食品衛生法　44
食文化　23, 41
シリコンポイント　113
唇面　24, 25, 52
　　上顎前歯部──　14, 26, 61, 62, 63, 66, 68, 69, 73, 74, 75, 82, 106, 108
心療内科　8, 38, 付録シート1

す・せ・そ

酢の摂取　14, 35, 40, 41, 42, 62, 68, 74, 75, 108, 122, 124
水道水フロリデーション　98
スーパーファイン　109, 111, 113
ストローの使用　69, 74
酢の物　35, 41, 63
スポーツ飲料　13, 42, 56, 64, 68, 69, 122, 124
生活習慣行動　29, 51, 98, 100
生活習慣の改善指導　47, 73, 85
切縁　15, 16, 25, 26, 27, 52
　　下顎前歯部──　16, 61
　　上顎前歯部──　65
切削エナメル質　22
切削介入　34, 86, 100, 105
摂取方法　→飲み方・食べ方
摂食障害　27, 29, 34, 38, 51, 80
舌側　25, 38, 52
　　上顎──面　26, 60
前歯部
　　下顎──切縁　16, 61
　　上顎──口蓋側　14, 34, 37, 38, 60, 62, 63, 65, 67, 69
　　上顎──唇面　14, 26, 61, 62, 63, 66, 68, 69, 73, 74, 75, 82, 106, 108
　　上顎──切縁　65
洗浄作用　18, 20, 32, 36, 46, 57, 77
全焦点3D表面形状測定装置　22, 46, 109, 113
全身疾患　33, 41, 51, 59
象牙質酸蝕　16, 24, 25, 28, 53, 63, 64, 67, 68, 69, 86

た

耐酸性　22, 92
耐酸性層　18, 20, 22, 88, 89
ダイヤモンドバー　109, 110, 113
唾液　20, 32, 36, 46, 57, 77
　　──の作用　18, 36, 46
　　──の酸緩衝能　20, 32, 34, 36, 41, 46, 57, 58, 77, 82, 92
　　──の流路　20, 46, 52, 59, 75
　　──分泌量　36, 45, 58, 104
　　──流路不良部位　20, 52
脱灰　16, 17, 20, 24, 25, 28, 40, 44, 77, 86, 89, 92, 118
　　──による軟化　89
　　──スピード　18, 20
　　──メカニズム　18, 20, 46
タンパク分解酵素阻害剤　86
遅延歯みがき　75, 79, 80
知覚過敏　25, 26, 39, 64, 65, 88
　　→冷水痛
　　──用歯磨剤　86
　　──抑制　65, 86, 88
直接法修復　105
低濃度フッ化物　98
トレー法　91
呑酸　32

な

内因性・外因性混合型　59, 65, 75
内因性因子　29, 30, 34, 41, 46, 54, 59, 60, 65, 73, 118
内科的対応　85, 86, 88, 101
二次う蝕　90, 106, 116
二重盲検クロスオーバー比較臨床試験　94
二重盲検ランダム化比較試験　97
乳歯　17, 69, 70
飲み方・食べ方　12, 40, 47, 62, 63, 68, 69, 70, 73, 74

は

バイオフィルム　21, 46
ハイドロキシアパタイト　18, 46, 86, 96
　　──の結晶回復　96
歯ぎしり　54
白色干渉計　76, 77, 78
白斑（白濁）　61, 69, 89, 90, 91
歯ブラシ摩耗　67, 75, 76, 78
歯ブラシ摩耗試験　76, 77, 78, 82
歯みがき　14, 17, 20, 54, 55, 67, 73, 75, 76, 78, 79, 80, 81
歯みがき指導　79, 80, 81
光干渉断層計（OCT）　57, 89, 97, 100, 101
非職業性因子　12, 29, 40, 41, 73
非切削エナメル質　22
非びらん性胃食道逆流症　30, 39
表層下脱灰　18, 20, 95
ピロリ菌　32
フッ化物　77, 81, 87, 88, 89, 91, 92, 95, 98
　　──洗口　98
　　──塗布　20
　　──配合歯磨剤　81, 82, 87, 91, 92
プラーク　43, 89
ブラシ圧　77, 81
フルオロアパタイト　89
ペリクル　21, 46, 77
防御因子　29, 31, 46
　　→唾液
哺乳瓶　69
ボンディング材　87

ま

マイクロラジオグラフィー像　95
摩耗　11, 15, 23, 54, 63, 66, 75, 87, 108
　　酸蝕症と──の混在　54, 56, 63, 66, 75, 87, 108
胸やけ　30, 32, 39, 88
問診　51, 54, 55, 56, 59, 73, 74, 118, 122
　　──票（簡易版）　51, 54, 55, 56, 59, 73, 付録シート3
　　──票（詳細版）　54, 55, 56, 122, 124

や・ら・わ

薬剤　29, 40, 45
ライフスタイル　30
ラウンドバー　109
隣接面　52, 112
　　──う蝕　112
冷水痛　25, 28, 60, 62, 63, 64, 73, 86, 99, 102, 106, 108, 118
和食　41

著者
北迫勇一(Yuichi Kitasako)

- 1993年 長崎大学歯学部卒業
  東京医科歯科大学大学院入学(保存修復学専攻)
- 1997年 学位取得，歯学(博士)
  東京医科歯科大学歯学部附属病院医員
- 2004年 東京医科歯科大学大学院う蝕制御学分野助手
- 2005年 メルボルン大学歯学部客員教員
- 2006年 東京医科歯科大学大学院う蝕制御学分野助教
- 2016年 非常勤講師
  外務省大臣官房歯科診療所，外務技官

委員
日本保存学会 う蝕治療ガイドライン作成委員会委員

所属学会
日本歯科保存学会(専門医，評議員)，日本歯科理工学会，
日本接着歯学会

主な著書・論文
北迫勇一著，田上順次監修．飲食物で歯が溶ける?!：酸蝕から歯を守ろう！．東京：クインテッセンス出版，2016．
北迫勇一．各種飲食物の酸性度と酸蝕歯の関係．日歯医師会誌 2010；63：19-27．
Kitasako Y et al. Gum containing calcium fluoride reinforces enamel subsurface lesions in situ. J Dent Res 2012；91：370-375．
Kitasako Y et al. Age-specific prevalence of erosive tooth wear by acidic diet and gastroesophageal reflux J Dent 2015；43：418-423．

共同執筆
岩切勝彦(Katsuhiko Iwakiri)

- 1986年 日本医科大学卒業
- 1986年 日本医科大学第3内科入局
- 1993年 学位取得
- 1994年 助手
- 1998年 講師
- 2000年 Royal Adelaide Hospital(Australia)，Department of Gastrointestinal Medicine に「GERD の病態」研究のため留学．
- 2001年 日本医科大学第3内科復帰．
- 2004年 助教授(現准教授)
- 2005年 日本医科大学付属病院内視鏡センター室長
- 2012年 日本医科大学千葉北総病院消化器内科部長，内視鏡センター室長
- 2013年 日本医科大学千葉北総病院消化器内科，病院教授
- 2015年 日本医科大学大学院消化器内科学分野教授

委員
- 2007年4月〜2011年3月 日本消化器病学会 GERD 診療ガイドライン作成委員
- 2009年4月〜2015年5月 日本消化器病学会機関誌編集委員
- 2010年11月〜現在 日本食道学会アカラシア取扱規約検討委員
- 2012年4月〜現在 日本消化器病学会 GERD 診療ガイドライン改訂作成副委員長
- 2014年5月〜現在 日本消化管学会，食道運動障害診療指針作成委員

所属学会
日本消化管学会(理事)，日本食道学会(理事)，日本消化器病学会(財団評議員)，日本消化器内視鏡学会(社団評議員)，日本平滑筋学会(評議員)，日本臨床生理学会(評議員)，日本内科学会

QUINTESSENCE PUBLISHING 日本

知る・診る・対応する 酸蝕症

2017年9月10日 第1版第1刷発行

著　者	北迫勇一／(共同執筆)岩切勝彦
発 行 人	北峯康充
発 行 所	クインテッセンス出版株式会社 東京都文京区本郷3丁目2番6号 〒113-0033 クイントハウスビル　電話(03)5842-2270(代表) 　　　　　　　　　　　(03)5842-2272(営業部) 　　　　　　　　　　　(03)5842-2284(編集部) web page address　http://www.quint-j.co.jp/
印刷・製本	サン美術印刷株式会社

Ⓒ2017　クインテッセンス出版株式会社　　　　禁無断転載・複写
Printed in Japan　　　　　　　　　　　　　　　落丁本・乱丁本はお取り替えします
ISBN978-4-7812-0569-4　C3047　　　　　定価はカバーに表示してあります

酸蝕症を知り，診て，対応するには？

【フローチャート】

1 知る
- 罹患率は26.1％
- 咬耗・摩耗の進行を早める（erosive tooth wear）

2 診る
- 視診だけではわからない
- 問診が必須 → 付録シート3
- 酸蝕要因の識別が重要（内因性か／外因性か／混在型か）

3 対応する
- 内因性：医科（消化器内科・心療内科）との連携が必須
- 外因性：生活習慣指導が必須

酸蝕症がどの段階（エナメル質・象牙質）を評価しスコア化する → 付録シート2

エナメル質段階
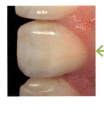

内科的対応（非切削対応）
- 歯質強化
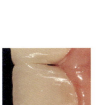

経時的にスコア化し進行の有無をチェック

象牙質段階
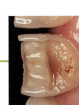

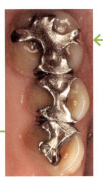

外科的対応（切削対応）
- MIの観点からコンポジットレジン修復が第一選択肢

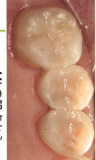

経時的な予後観察

---

1 知る

[病因] 酸蝕症患者における世代ごとの病因の違いを理解する

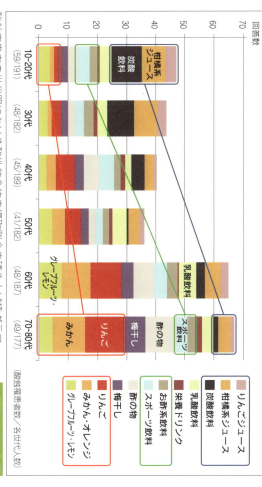

酸蝕症患者の世代間における酸性飲食物の摂取割合の積み上げ棒グラフ
（重複回答を含む）

→ 詳細はP42参照

凡例：りんごジュース／柑橘系ジュース／炭酸飲料／乳酸飲料／お酢系飲料／栄養ドリンク／スポーツ飲料／酢の物／梅干し／りんご／みかん・オレンジ／グレープフルーツ・レモン

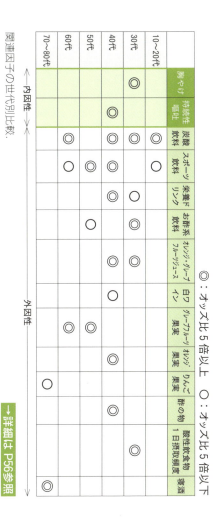

関連因子の世代別比較．

◎：オッズ比5倍以上　○：オッズ比5倍以下

→ 詳細はP56参照

『知る・診る・対応する 酸蝕症』付録シート1　監修：北迫勇一

Ⓠ QUINTESSENCE PUBLISHING

❷診る

[特徴所見] 酸蝕症ならではの特徴がある

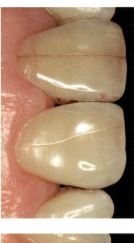
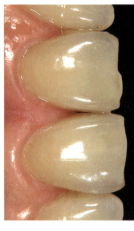
平滑でつやがあり、ぼんやりとくもった様相を呈することがある

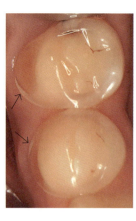
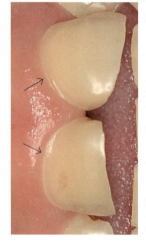
歯肉側マージンに残った健全エナメル質／色調変化

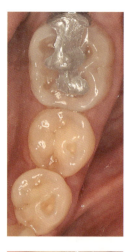
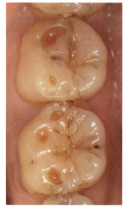
咬合面の色調変化／クレーター状のへこみ

[問診] 付録シート3を使い、指さしで回答を得ると問診しやすい！

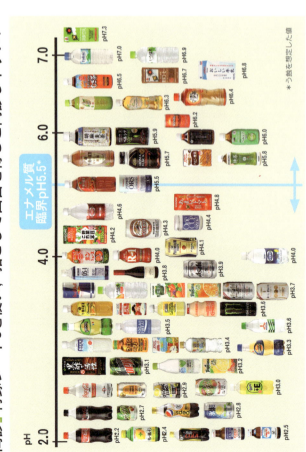

[症状] エナメル質段階

（基本的に）痛みなし
外形変化（丸みを帯びる）
薄くなり透過性が増大
亀裂・破折

[症状] 象牙質段階

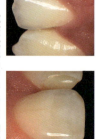

（基本的に）痛みあり
象牙質の露出（色調変化）
クレーター状のへこみ
破折

『知る・診る・対応する 酸蝕症』付録シート1 監修：北迫勇一
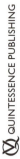
QUINTESSENCE PUBLISHING

この症例の酸蝕スコアは？

酸蝕症評価の練習、または集団健診時などの評価者間のすり合わせにお使いください（模範解答は裏面）．

酸蝕評価練習用例題

症例1 唇面
24歳・女性，オレンジジュース

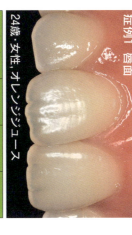

症例1スコア	1	2

症例2 唇面
67歳・女性，黒酢

症例2スコア	1	2

症例3 口蓋側
51歳・男性，逆流性食道炎

症例3スコア	2	1	1	2

症例4 唇面
21歳・男性，コーラ飲料

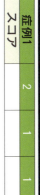

症例4スコア	3	2	1	1	2

症例5 切縁・咬合面
46歳・女性，スポーツドリンク，栄養ドリンク

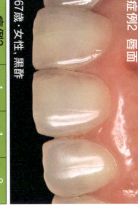

症例5スコア	6	5	4	3

症例6 切縁・咬合面
60歳・男性，スポーツドリンク，黒酢

症例6スコア	7	6	5	4	3

症例7 切縁・咬合面
62歳・男性，オレンジ果実

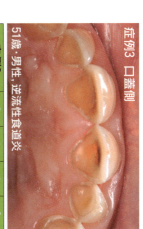

症例7スコア	3	4	5	6	7

評価のポイント

① 一番深いところを代表所見とする．② 判断に迷う場合は低いほうのスコアを記録する．③ 視診で象牙質がどの程度見えるかを参考に考える．

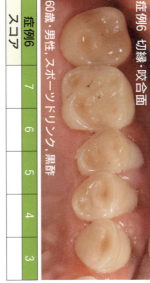
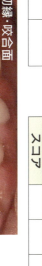
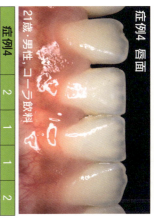

BEWE法

スコア	酸蝕傾向の概要を把握する場合		筆者らの方法	
スコア	エナメル質	象牙質	エナメル質	象牙質
0	歯質表層の初期喪失	-	-	-
1	歯質表層の初期喪失	-	10%以下の喪失	-
2	明確な欠損、歯面の50%以下の硬組織欠損*		10%<1/3の喪失	-
3	明確な欠損、歯面の50%以下の硬組織欠損*		1/3<2/3の喪失	-
4	歯面の50%以上の硬組織欠損*		2/3以上欠損	-
5	歯面の50%以上の硬組織欠損*		-	1/3以下の欠損
6			-	1/3<2/3の欠損**
7			-	2/3以上欠損***

← 健全 → ← エナメル段階 → ← 象牙質段階 →

* しばしば象牙質を含む．
** 仮性露髄なし．
*** 二次象牙質露出または露髄．

『知る・診る・対応する 酸蝕症』付録シート2　監修：北迫勇一

模範解答

症例1
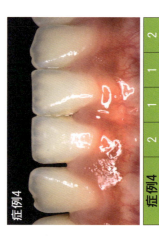

	2	1	1	2
BEWE法	1	1	1	1
筆者らの方法	2	2	2	2

症例2
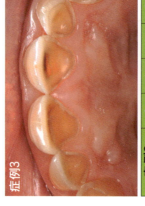

	2	1	1	2
BEWE法	1	1	1	1
筆者らの方法	3	2	2	3

症例3

	2	1	1	2
BEWE法	2	3	3	2
筆者らの方法	6	7	7	6

症例4

	2	1	1	2
BEWE法	2	1	1	1
筆者らの方法	3	2	2	3

症例5
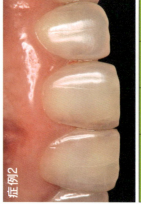

	6	5	4	3
BEWE法	2	2	1	2
筆者らの方法	5	5	5	4

症例6

	7	6	5	4	3
BEWE法	2	2	2	2	2
筆者らの方法	6	6	5	5	5

症例7
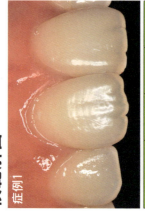

	3	4	5	6
BEWE法	2	3	2	2
筆者らの方法	7	7	6	5

解説 BEWE法/筆者らの方法のどちらを用いるかは、エナメル質段階をどれだけ詳細に評価するかで使い分ける。(1段階のおおまかな評価ならBEWE法/4段階の詳細な評価なら筆者らの方法).

筆者らが疫学調査を行った際の評価者間すり合わせ(キャリブレーション)では、スコア4とスコア5の間でのすり合わせに苦労した。

実際に口腔内を評価する際は？

●BEWE法では

全顎を6分割
各エリアの代表歯の
スコアづけ
(最終的に6エリア分を集計)

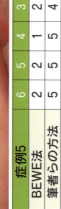

●筆者らの方法では

全顎的に評価
1歯につき
4歯面でスコアづけ
(酸蝕の広がりを評価する)

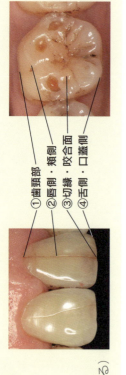

①歯頸部
②唇側・頬側
③切縁・咬合面
④舌側・口蓋側

『知る・診る・対応する 酸蝕症』付録シート2 監修：北迫勇一
QUINTESSENCE PUBLISHING

歯の健康に関わる生活習慣などをお尋ねします

No. _____

お名前 _____ 様
男・女 _____ 歳

あなたの健康な歯を守る助言をさせていただくため，以下の質問にお答えください．
該当する項目の番号に○をつけてください．（1の空欄には具体的な品名をご追記ください）

1. 過去2年間を含め，年間を通じ，次の食べものや飲みものをどのくらい飲食しますか？			
品　名	頻　度		
食べもの　（1）グレープフルーツ・レモン	ほとんど毎日	ときどき	食べない
（2）みかん・オレンジ	ほとんど毎日	ときどき	食べない
（3）りんご	ほとんど毎日	ときどき	食べない
（4）酢の物	ほとんど毎日	ときどき	食べない
飲みもの　（5）炭酸飲料（コーラ飲料　　　　　）	ほとんど毎日	ときどき	飲まない
（6）スポーツ飲料	ほとんど毎日	ときどき	飲まない
（7）栄養ドリンク	ほとんど毎日	ときどき	飲まない
（8）お酢系飲料（黒酢・りんご酢・　　　）	ほとんど毎日	ときどき	飲まない
（9）柑橘系飲料（オレンジジュース・グレープフルーツジュース・　）	ほとんど毎日	ときどき	飲まない
（10）ワイン（赤ワイン・白ワイン）	ほとんど毎日	ときどき	飲まない

＊頻度の目安：ほとんど毎日（週5日以上），ときどき（週1～4日），食べない（ゼロ）

2．質問1の飲料(水・お茶・コーヒー・紅茶以外)を1日に何回くらい飲みますか？
（1）3回以上　　　（2）1～2回　　　（3）飲まない

3．寝酒の習慣がありますか？
（1）ほとんど毎日　（2）週半分　（3）ほとんどない

4．冷たいものや熱いもので，しみる歯がありますか？
（1）ある（ときどきも含む）　（2）ない　（3）わからない

5．口の渇きを感じることがありますか？
（1）ある　　（2）ない　　（3）わからない

6．胸やけがすることがありますか？　　　　　　　　（1）または（2）の場合，医科の受診
（1）週に1回以上　　（2）月に数回　　（3）ほとんどない　　あり　　なし　　わからない

7．胃液が口に流れ出ることがありますか？　　　　　（1）または（2）の場合，医科の受診
（1）週に1回以上　　（2）月に数回　　（3）ほとんどない　　あり　　なし　　わからない

8．嘔吐することがありますか？　　　　　　　　　　（1）または（2）の場合，医科の受診
（1）週に1回以上　　（2）月に数回　　（3）ほとんどない　　あり　　なし　　わからない

9．歯ブラシの毛のかたさは？
（1）かため　（2）ふつう　（3）やわらかめ　（4）わからない

10．歯をみがくときの力の入れ方は？
（1）つよい　（2）ふつう　（3）よわい　（4）わからない

ご協力ありがとうございました．

『知る・診る・対応する　酸蝕症』付録シート3　監修：北迫勇一

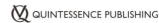

ふだん好んで飲食している
（あるいは以前に好んで飲食していた）
飲みもの食べものはありますか？

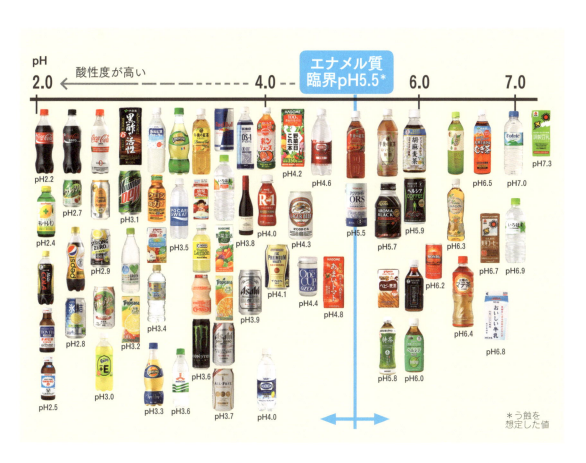

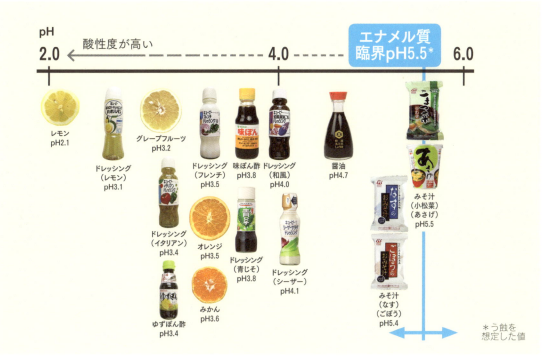